INTRODUCTION

Vous aimez l'aromathérapie, et vous avez raison !

• Toutefois, si l'aromathérapie utilise des produits naturels, ce n'est pas toujours une « médecine douce ».
Malgré leurs parfums chauds, doux ou fleuris, les huiles essentielles et les essences sont des substances extrêmement puissantes ; elles doivent donc être utilisées avec précaution. « Naturel » ou « biologique » ne sont pas synonymes d'inoffensif !

• Les huiles essentielles de qualité sont très rares.
Sachez d'une part que beaucoup d'huiles essentielles sont falsifiées, coupées avec des composés chimiques, rectifiées ou même synthétiques ; que d'autre part leur appellation d'origine est habituellement incomplète et donc insuffisante pour en connaître l'utilité thérapeutique exacte.

☞ *Vous trouverez dans les pages qui suivent les critères de qualité qui vous permettront de sélectionner des produits fiables et garantis vous mettant à l'abri des mauvaises surprises ou des accidents.*

• Aromathérapie et automédication : c'est possible, mais prudence !
Il existe un certain nombre de problèmes quotidiens auxquels on peut remédier soi-même avec une connaissance adéquate des huiles essentielles et surtout des produits de qualité : ***c'est ce que nous vous proposons dans cette brochure. Mais rappelez-vous que l'aromathérapie est avant tout une spécialité médicale à part entière*** et que seul un médecin aromathérapeute confirmé peut établir des traitements pour des maladies importantes, en fonction de chaque patient.

• Une sélection essentielle pour votre santé.
Nous avons sélectionné pour vous 32 huiles essentielles parmi les plus courantes. Pour chacune nous avons extrait de l'ensemble de ses propriétés thérapeutiques celles qui sont utilisables en automédication, pour lesquelles nous mentionnons certaines applications simples avec des posologies appropriées. Nous présentons également 6 huiles végétales fréquemment utilisées comme support pour des mélanges d'huiles essentielles, ainsi que 3 hydrolats aromatiques d'usage courant.

QUELQUES DÉFINITIONS

Plante aromatique : est dite *aromatique* une plante qui contient suffisamment de molécules aromatiques dans un ou plusieurs de ses organes producteurs (o.p.) : feuilles, fleurs, fruits, graines, écorce, racines…

Essence : c'est une substance aromatique naturelle que sécrète la plante dans ses organes producteurs. Pour les zestes d'agrumes, elle est directement extraite par expression. Pour être exact, on parle ainsi d'*essence de citron* et non d'huile essentielle de citron, car elle n'a pas été distillée.

Huile essentielle (HE) : c'est le résultat de la distillation à la vapeur d'eau des plantes ou arbres aromatiques pour en extraire l'essence. L'huile essentielle est donc l'*essence distillée*. Une essence et une huile essentielle sont deux substances différentes tant en nature qu'en composition, notamment en raison des modifications biochimiques que subit l'essence au cours de sa distillation. Toutefois dans l'usage courant le terme « essence » est souvent utilisé pour parler d'une huile essentielle. Enfin, contrairement à ce que son nom laisserait supposer, une HE pure et naturelle ne contient *aucun corps gras*, étant uniquement constituée de molécules aromatiques volatiles.

Distillation : la distillation à la vapeur d'eau est le procédé à la fois le plus ancien et celui qui reste le mieux adapté à l'extraction des essences, surtout si elles doivent être utilisées à des fins thérapeutiques. Pour être distillées, les plantes sont mises dans un alambic (voir schéma) : sous l'effet du feu l'eau s'y transforme en vapeur, celle-ci passe à travers les plantes, volatilise

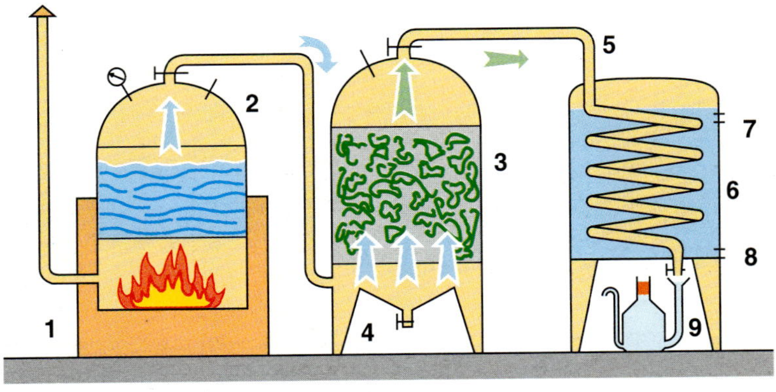

1. Foyer - 2. Chaudière - 3. Vase à fleurs - 4. Vidange de condensation - 5. Col de cygne - 6. Réfrigérant avec serpentin 7. Sortie d'eau chaude - 8. Arrivée d'eau froide - 9. Essencier servant à la décantation de l'essence et de l'hydrolat

et entraîne les molécules aromatiques puis se recondense dans le serpentin réfrigérant. A la sortie de l'alambic un essencier ou vase florentin sépare l'huile essentielle qui flotte à la surface de l'eau de distillation, c'est-à-dire l'hydrolat, de densité supérieure donc d'un poids plus élevé (sauf dans le cas de quelques HE comme celle de Girofle, très lourde, où c'est l'inverse).

Hydrolat aromatique (HA) : l'hydrolat est l'eau distillée (vapeur d'eau recondensée) que l'on sépare de l'huile essentielle à la sortie de l'alambic. Elle est plus ou moins aromatisée selon les plantes distillées car elle se charge de molécules aromatiques au cours de la distillation. Les hydrolats contiennent sous forme naturellement dissoute certains des composés aromatiques des huiles essentielles (moins de 5%).

Huiles végétales (HV) : huiles grasses obtenues par première pression à froid des graines ou fruits de diverses plantes oléagineuses (amandes, noisettes, etc.). Elles sont utilisées en aromathérapie comme support des huiles essentielles pour les préparations à usage externe.

Extrait lipidique (EL) : par macération des sommités fleuries (ex : Millepertuis,...) ou autres parties de végétaux (ex : racines de Carotte) dans une ou plusieurs huiles végétales, on obtient après filtration un extrait lipidique.
Cet extrait contient uniquement les composés lipophiles des plantes.

Complexe : mélange d'huiles essentielles pures.

Lotion : mélange d'huiles essentielles sur base d'huile végétale à utiliser en application sur la peau.

OÙ ET COMMENT ACHETER DE BONNES HUILES ESSENTIELLES ?

Vous pouvez vous procurer des huiles essentielles dans un grand nombre de pharmacies et de magasins diététiques. Bien entendu il existe plusieurs laboratoires d'aromathérapie et vous avez le choix entre différentes marques. Attention : toutes ne sont pas équivalentes en qualité, loin s'en faut. La majeure partie des HE actuellement disponibles sur le marché ne sont pas qualitatives : elles sont soit coupées avec d'autres substances, soit rectifiées, déterpénées, adultérées, soit encore en partie synthétiques, et la plupart du temps insuffisamment définies. L'utilisateur se retrouve donc avec un produit très aléatoire n'offrant aucune garantie quant à son origine et à ses potentialités thérapeutiques.

La mention H.E.B.B.D. sur un flacon d'Huile Essentielle, constitue une garantie de qualité. Exigez-la !
H.E.B.B.D. = Huile Essentielle Botaniquement et Biochimiquement Définie

La mention H.E.B.B.D. définit notamment les trois critères fondamentaux assurant l'origine et la nature exacte des Huiles Essentielles :
- **l'espèce botanique** exacte, en latin pour éviter les confusions,
- **l'organe producteur** (feuilles, fleurs, etc.),
- **la spécificité biochimique**, variable selon l'époque et le lieu de récolte.

1. L'espèce botanique exacte
Le flacon d'HE que vous achetez doit tout d'abord mentionner l'espèce botanique exacte de la plante distillée, sous son nom latin, langue internationale des botanistes qui évite l'imprécision fréquente des appellations populaires. Le terme *Lavande*, par exemple, est insuffisant car il y a plusieurs espèces de Lavande dont on extrait des huiles essentielles différentes. Le nom complet se compose donc :
- **du genre**. Ex : *Lavandula*
- **d'une épithète qualificative**. Ex : *vera, spica, hybrida...*
- **et parfois de la variété** ou autre, si elle existe. Ex : *var. fragrans, clone abrialis*, etc.
On obtient ainsi l'espèce botanique exacte : *Lavandula vera* (en français : Lavande vraie), *Lavandula hybrida* (en français : Lavandin), etc.

L'Eucalyptus, par exemple, comprend plusieurs centaines d'espèces et de variétés qui ne sont d'ailleurs pas toutes aromatiques. Les diverses huiles essentielles d'Eucalyptus présentent de grandes différences de composition et donc d'action thérapeutique. Acheter une *huile essentielle d'Eucalyptus* sans autre précision est donc aussi aléatoire et dangereux que de préparer une *omelette aux champignons* sans les connaître !

☞ *Lorsque nous utilisons les noms français dans cette brochure, ils correspondent à l'espèce botanique présentée dans ces pages (ex : Cyprès =* Cupressus sempervirens).

2. Organe producteur
L'étiquette doit également mentionner l'organe producteur (o.p.) car si certaines espèces sont distillées en « plante entière » comme la Menthe poivrée (*Mentha piperita*) ou le Romarin (*Rosmarinus officinalis*), d'autres produisent plusieurs HE différentes selon l'organe distillé.

L'Oranger amer par exemple, *Citrus aurantium var. amara,* fournit deux HE, l'une à partir de ses feuilles (Petit Grain Bigarade) et l'autre, plus rare et plus finement parfumée, à partir de ses fleurs (Néroli Bigarade), ainsi qu'une essence extraite de l'écorce des zestes de ses fruits.
Ces trois substances aromatiques sont très différentes quant à leur composition, leur parfum, leurs propriétés thérapeutiques... et leur prix !

3. Spécificité biochimique
On sait aujourd'hui qu'en fonction du pays, du sol, du climat, de l'altitude, etc., une même plante élabore des essences différentes aux propriétés spécifiques. Ces variations de composition sont appelées *spécificités biochimiques* (s.b.). Pour souligner l'importance de cette dernière précision, prenons un exemple familier, le Romarin officinal (*Rosmarinus officinalis).*

Selon qu'il est récolté au Maroc, en Provence ou en Corse, il produit trois HE aux propriétés très différentes. Celui du Maroc a une proportion plus élevée d'oxydes (*1,8 cinéole*, appelé autrefois eucalyptol), d'où notamment une action prépondérante au niveau broncho-pulmonaire ; celui de Provence est riche en *camphre* (20-30%) et possède des propriétés intéressantes au niveau cardiaque. En Corse s'ajoutent deux molécules, l'*acétate de bornyle* et la *verbénone*, qui agissent plus particulièrement au niveau hépatique et digestif.
L'étiquette doit donc préciser selon les cas :

Rosmarinus officinalis s.b. 1,8 cinéole,
Rosmarinus officinalis s.b. camphre,
Rosmarinus officinalis s.b. acétate de bornyle, verbénone.

Cette précision est fondamentale car si l'essence de Romarin est réputée pour son action sur le foie et la vésicule biliaire, c'est surtout vrai pour la spécificité à *acétate de bornyle*, *verbénone*, tandis que celle à *camphre* peut au contraire être toxique pour le foie ! Celui qui achète une huile essentielle sans garantie d'origine risque alors d'obtenir des effets inverses à ceux désirés et serait tenté de conclure que l'aromathérapie est inefficace ou dangereuse quand ce sont ceux qui en font commerce qui manquent trop souvent de rigueur.

Evidemment, il est plus facile de demander du Niaouli que du « *Melaleuca quinquenervia* o.p. feuilles s.b. 1,8 cinéole, viridiflorol », dont c'est l'appellation complète, mais vous vous ferez rapidement à ces noms « alambiqués » qui sont les meilleurs garants de la qualité des substances aromatiques.Exigez désormais une Huile Essentielle H.E.B.B.D. ; vous aurez ainsi une assurance quant à l'origine, la composition et le contrôle de vos produits ainsi qu'une garantie quant à leur efficacité.

COMMENT UTILISER LES HUILES ESSENTIELLES ?

Il existe quatre manières principales d'utiliser les huiles essentielles en aromathérapie : on peut les absorber par la voie atmosphérique, cutanée, orale, rectale. Selon la composition biochimique et les applications thérapeutiques de chaque huile essentielle, il est possible d'en déterminer les moyens d'absorption idéaux et ceux qui doivent être proscrits ; en effet, il faut savoir que certains composants biochimiques sont irritants ou toxiques soit pour les muqueuses cutanées et respiratoires, soit encore pour le foie ou le système nerveux.

En règle générale, les HE étant des substances très actives et très puissantes, il n'est pas nécessaire d'en utiliser des quantités importantes qui peuvent au contraire s'avérer nuisibles.

Voici quelques indications générales sur chacun des principaux modes d'absorption.

1. *La diffusion atmosphérique*

Les HE sont des produits aromatiques et plusieurs d'entre elles sont spécifiquement adaptées pour être diffusées dans l'atmosphère grâce à un diffuseur spécialement étudié. Pour éviter de saturer l'air en molécules aromatiques et risquer des irritations, il est recommandé de diffuser les HE de façon intermittente, à raison de 15 min. toutes les heures.

☞ ***Attention :*** *toutes les HE ne sont pas bonnes à diffuser. Ne pas mettre dans un diffuseur des HE à phénols (ex : Sarriette, Thym, Girofle, etc.) qui sont irritantes pour la muqueuse respiratoire.*

2. *Voie cutanée*

Si quelques huiles essentielles peuvent être appliquées directement sur la peau, à condition d'être toujours de qualité, on utilise généralement une base d'huile végétale (noisette, amande, macadamia, etc.) dans laquelle une ou plusieurs HE sont incorporées en pourcentage plus ou moins important selon l'effet recherché et la nature des produits. On obtient ainsi une lotion qui est utilisée en friction ou en massage et permet une excellente absorption des composants aromatiques.

☞ *Là encore, prudence : certaines HE utilisées pures sur la peau sont irritantes, notamment celles riches en monoterpènes et phénols.*

3. *Voie orale*

Dans ce cas les huiles essentielles sont absorbées par le système digestif. L'idéal est de les prendre sur un support tel qu'un comprimé neutre ou incorporées à des gélules exécutées sur prescription médicale par un pharmacien.

S'il n'existe pas de règle absolue concernant les quantités à absorber, 1 à 2 gouttes s'avèrent déjà efficaces et il n'est habituellement pas nécessaire d'aller au-delà de 6 gttes/jour (2 gttes, 3x/jour), sauf de façon momentanée pour une maladie aiguë comme une infection, par exemple, où le dosage établi par un aromathérapeute compétent peut commencer par 12 gttes/jour.
En tous les cas, il est recommandé de respecter les dosages indiqués par le médecin, et en automédication de ne jamais dépasser 6gttes/jour.

☞ ***Attention :*** *ne donnez jamais d'HE phénolées à vos enfants.*

4. *Voie rectale*
L'administration de suppositoires permet également une absorption efficace et rapide des HE, du fait de la grande perméabilité des veines du rectum. Cette voie est la plus pratique et donc la plus recommandée pour les enfants et les nourrissons pour lesquels elle permet une administration plus facile des HE, en particulier lors de pathologies aiguës. Elle est également très utile pour les personnes qui ne peuvent pas absorber d'huiles essentielles par voie orale (intolérance aux odeurs, fragilité des muqueuses digestives, etc.).

☞ *Les formules de suppositoires sont établies par le médecin aromathérapeute et réalisées par un pharmacien spécialisé. Il ne s'agit pas là d'automédication.*

AVERTISSEMENT

☞ **Les huiles essentielles ne se dissolvent pas dans l'eau !**

Si vous en mettez dans un bain, elles flottent à la surface et risquent de provoquer des irritations ou brûlures cutanées. Divers auteurs proposent toutes sortes de recettes de cuisine (mélange avec jaune d'oeuf, lait en poudre, etc.) pour incorporer les HE aux bains.
Le mieux selon nous est d'utiliser un excipient permettant la mise en suspension des HE dans l'eau, tel qu'il y en a dans les bains aux essences naturelles que commercialisent quelques laboratoires d'aromathérapie. Renseignez-vous auprès de votre détaillant.

PRÉCAUTIONS D'EMPLOI

Les huiles essentielles sont des substances très actives, dont l'utilisation réclame certaines précautions :

☞ Ne laissez pas de flacons d'huiles essentielles à portée des enfants : rangez-les avec précaution.

☞ N'utilisez pas n'importe comment une HE que vous ne connaissez pas. Respectez scrupuleusement les voies d'absorption indiquées. Les HE phénolées (Thym, Sarriette, Girofle…), par exemple, ne doivent pas être appliquées pures sur la peau, sur les muqueuses ni dans un diffuseur car elles sont très irritantes.

☞ Si accidentellement vous vous mettez de l'huile essentielle dans l'oeil, n'utilisez pas de l'eau pour vous rincer, mais de l'huile végétale : prenez la première que vous avez sous la main, cela calmera immédiatement l'inflammation.

☞ Si un enfant absorbe par mégarde une quantité importante d'HE (1 flacon de 5 ml, p. ex.), contactez immédiatement le Centre anti-poisons le plus proche : **Paris** : 01.40.05.48.48 — **Lyon** : 04.72.11.69.11 — **Marseille** : 04.91.75.25.25.

TABLE DES SYMBOLES

Pour chaque huile essentielle figurent des symboles en face des différentes voies d'absorption, indiquant si elles sont utilisables ou non et dans quelle mesure. En voici la signification :

- 💧̸ A ne pas utiliser
- 💧 Voie utilisable, mais pas recommandée
- 💧💧 Bonne voie
- 💧💧💧 Voie de préférence

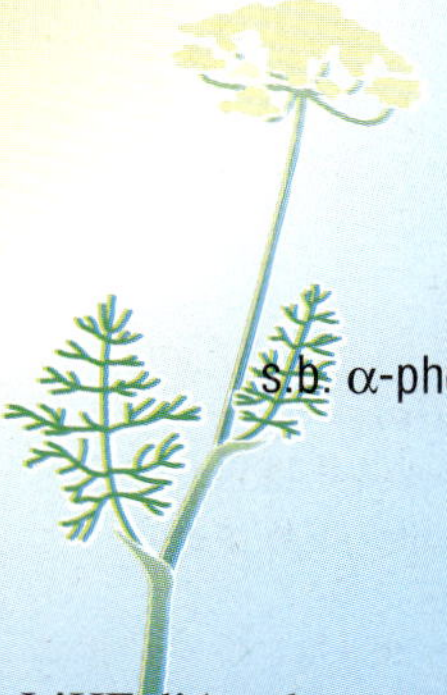

ANETH

Anethum graveolens
o.p. parties aériennes fructifiées,
s.b. α-phellandrène, limonène, d-carvone, époxymenthène

Famille : Apiacées
Origine : Europe

CLÉS THÉRAPEUTIQUES

L'HE d'Aneth est surtout réputée comme stimulant et antispasmodique digestif et urinaire ; elle est notamment recommandée pour les enfants qui font des crises d'acétone et dont la faiblesse hépatique se traduit par un manque d'appétit, des nausées, de la fatigue, des troubles de l'endormissement et des rhumes à répétition, ainsi que pour les adultes souffrant d'insuffisance hépatique et rénale.
• Tonique psychique : euphorisant.

Voie orale : 💧💧💧 **Par la peau :** 💧 **Diffusion :** 💧

QUELQUES APPLICATIONS

Tonique psychique ....1 gtte + 1 gtte de Ravensare sur un comprimé neutre, tous les matins

Crise d'acétone d'enfants (vomissements, teint blafard, mal au ventre) ....1 gtte + 1 gtte de Citron sur un comprimé neutre, 2-3x/jour

OBSERVATIONS

L'Aneth plante entière se récolte avec les fruits en cours de maturation. Son odeur est douce et chaude, sa saveur douce-amère et légèrement piquante. Au niveau culinaire on préfère la plante à l'huile essentielle. L'Aneth semences donne une HE dont l'odeur est très forte et rappelle celle du Carvi : préférez-lui l'HE issue de la plante entière.

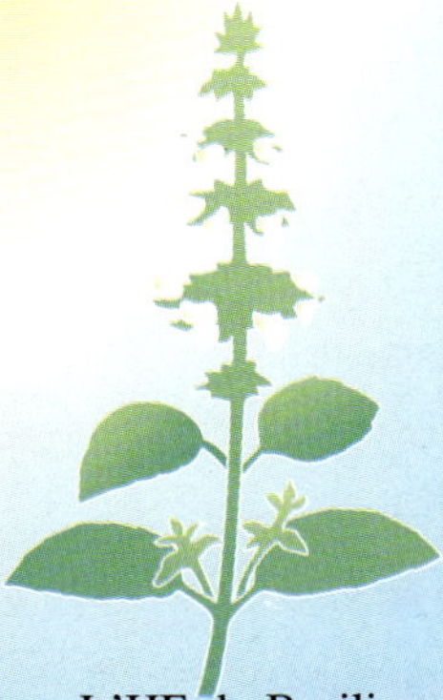

BASILIC

Ocimum basilicum
o.p. parties aériennes, s.b. méthylchavicol

Famille : Lamiacées
Origine : Comores, Madagascar, Vietnam, Egypte

CLÉS THÉRAPEUTIQUES

L'HE de Basilic est surtout un antispasmodique puissant : il calme les spasmes gastro-intestinaux, facilite la digestion et apaise les douleurs gastriques. C'est l'HE de l'"homme d'affaires" continuellement pressé et stressé, devenu insomniaque à cause de ses soucis.

- Décongestionnant hépatique.
- Utile pour les douleurs et crampes d'estomac.
- Sédatif et calmant, en cas de fatigue cérébrale, anxiété.

Voie orale : 💧💧💧 **Par la peau :** 💧 **Diffusion :** 💧

QUELQUES APPLICATIONS

Crampes d'estomac, ballonnements.................2 gttes sur un comprimé neutre, après les repas

Stress, angoisse, insomnie................................2 gttes sur un comprimé neutre, le soir au coucher

OBSERVATIONS

Sa composition est très proche d'*Artemisia dracunculus* (Estragon).
Ne le confondez pas avec le Basilic européen dont la spécificité biochimique est à linalol, et appelé pistou par les Méditerranéens. Leurs propriétés thérapeutiques sont différentes. *Ocimum basilicum* s.b. méthylchavicol a une odeur douce et anisée.

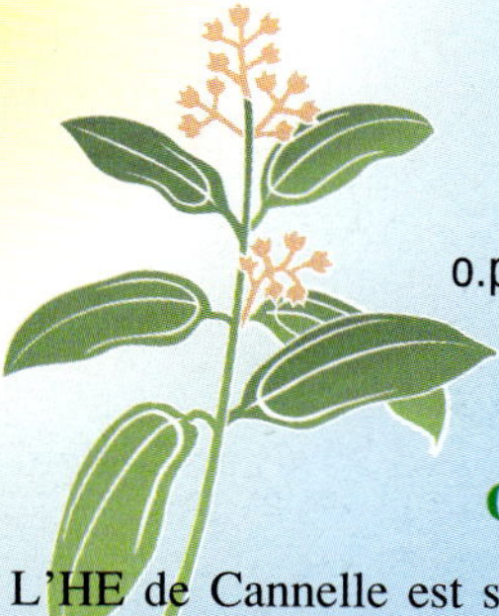

CANNELLE

Cinnamomum zeylanicum
o.p. écorce, s.b. aldéhyde cinnamique

Famille : Lauracées
Origine : Sri Lanka, Madagascar

CLÉS THÉRAPEUTIQUES

L'HE de Cannelle est surtout un stimulant général et un euphorisant pour les personnes fatiguées, dévitalisées, épuisées physiquement, dont la fatigue se répercute sur le psychisme.

- Excellent tonique pour les sportifs avant l'entraînement.
- Utile dans les alternances de diarrhées et constipation avec flatulences.

Voie orale : 💧💧💧 **Par la peau :** ❌ **Diffusion :** 💧 en association

QUELQUES APPLICATIONS

Epuisement physique et psychique	1 gtte +1 gtte de Ravensare sur un comprimé neutre, 3x/jour
Tonique pour les sportifs.......................	1 gtte +1 gtte de Clous de Girofle sur un comprimé neutre, 3x/jour
Refroidissement, début de grippe..........	1 gtte +1 gtte de Clous de Girofle sur un comprimé neutre, 4-5x/jour
Régulation du transit intestinal	1 gtte +1 gtte de Citron sur un comprimé neutre, 2x/jour

☞ ***Attention !*** *Excitant à haute dose, puis dépresseur, si on en prend trop. N'en donnez pas aux enfants. En diffusion, mélangez l'HE de Cannelle avec de l'essence de Citron ou d'Orange.*

OBSERVATIONS

Une HE de Cannelle écorce de qualité est rare. Son odeur est forte et chaude, sa saveur piquante. Elle est souvent coupée avec de l'HE de feuilles. C'est une HE chère (rendement faible). Souvent l'HE de *Cinnamomum cassia* (Cannelle de Chine), 5 à 6 fois moins chère, est vendue à sa place.

☞ *Pour détecter la fraude : sentez un bâton de cannelle (provenant toujours de l'espèce* zeylanicum*) et comparez l'odeur avec celle de l'HE proposée.*

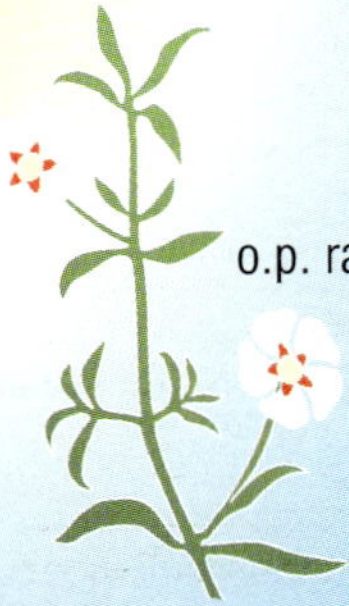

CISTE

Cistus ladaniferus
o.p. rameaux, s.b. α-pinène, triméthylcyclohexanone

Famille : Cistacées
Origine : Espagne, Portugal, Afrique du Nord

CLÉS THÉRAPEUTIQUES

L'HE de Ciste est avant tout un anti-hémorragique puissant aux propriétés cicatrisantes remarquables. C'est aussi un bon antirides : 1 gtte dans vos crèmes ou votre masque de temps en temps a un effet antirides et raffermissant, qui regalbe le visage. Ne pas l'appliquer pure.

Voie orale : 💧 **Par la peau :** 💧💧💧 **Diffusion :** ✗

QUELQUES APPLICATIONS

Coupure, entaille	1 à 2 gttes sur la plaie
Saignement de nez	1 gtte sur un coton à mettre dans le nez (odeur forte !)
Hémorroïdes	20 gttes + 40 gttes de Cyprès dans 10 ml d'HV de Macadamia, pour application externe
Crevasses	Quelques gttes dans 5 ml d'HV de Germes de Blé, avec quelques gttes d'HE de Lavande officinale

☞ *S'il y a plaie ouverte et suppurante, demandez conseil à votre médecin ou pharmacien, ceci n'est pas du ressort de l'automédication.*

OBSERVATIONS

Ce sont les rameaux feuillus de cet arbuste, recouverts d'un exsudat résineux et collant appelé labdanum, qui sont distillés. Le Ciste est une HE rare mais très active. Il a une odeur caractéristique que l'on n'oublie pas, très astringente, rémanente, boisée et résineuse. Son action cicatrisante est exceptionnelle et lui assure une place méritée dans votre pharmacie familiale.

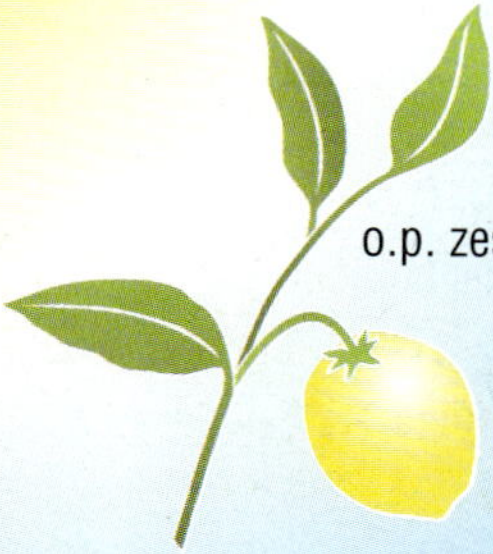

CITRON

Citrus limonum
o.p. zestes expressés, s.b. limonène, β-pinène, citrals

Famille : Rutacées
Origine : Sicile, Espagne, Afrique du Sud, Argentine

CLÉS THÉRAPEUTIQUES

L'essence de Citron est réputée comme régulateur du foie et anti-vomitif.

- Antiseptique atmosphérique : il se diffuse bien avec d'autres zestes (Pamplemousse, Orange…).
- Stimulant général : il convient bien pour les enfants affaiblis par des maladies infectieuses répétées.

Voie orale : 💧💧💧 **Par la peau :** ✗ **Diffusion :** 💧💧💧

QUELQUES APPLICATIONS

Mal des transports	1 gtte sur un comprimé neutre, avant le départ, renouveler durant le trajet
Enfants fatigués par des infections répétitives	1 gtte + 1 gtte Ravensare sur un comprimé neutre, 4-5x/jour
Insuffisance hépatique (nausées, migraines, somnolence après repas)	1 gtte + 1 gtte de Menthe poivrée sur un comprimé neutre, 2x/jour après les repas
Nausées de la femme enceinte	2 gttes sur un comprimé neutre, avant de se lever, à renouveler plusieurs fois dans la journée si nécessaire

OBSERVATIONS

Ce n'est pas une huile essentielle mais une essence obtenue par expression. Sa conservation est plus courte. Une essence de Citron oxydée a une odeur acide et son goût est âcre. Les qualités varient selon l'origine. Son odeur est douce et pétillante, sa saveur légèrement acidulée, très agréable, et sa couleur d'un jaune prononcé. Très polyvalente, cette essence dépourvue de toxicité est très appréciée des enfants. Elle est jeune, fraîche et stimulante. Elle fait partie de ces essences dont il est toujours bon d'avoir un flacon (récent !) à portée de la main et dans la pharmacie familiale. En plus, elle n'est pas chère.

☞ *L'odeur de l'essence doit se rapprocher de celle du zeste lorsqu'on le presse entre les doigts.*

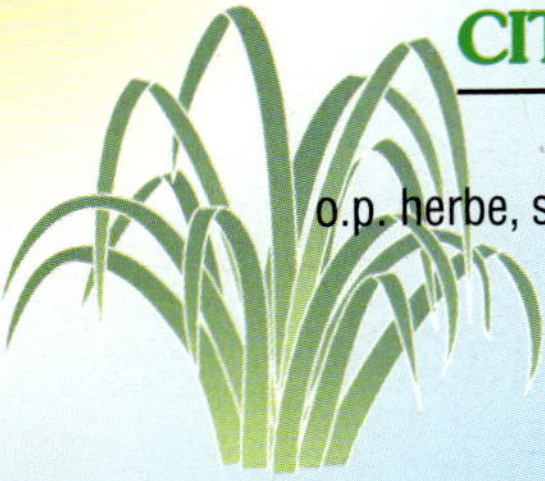

CITRONNELLE DE CEYLAN

Cymbopogon nardus
o.p. herbe, s.b. géraniol, méthylisoeugénol, camphène, bornéol

Famille : Poacées
Origine : Sri Lanka

CLÉS THÉRAPEUTIQUES

L'HE de Citronnelle est anti-inflammatoire et insecticide. Elle est surtout utilisée pour se protéger des piqûres de moustiques ou pour y remédier.

Voie orale : 💧 **Par la peau :** 💧💧💧 **Diffusion :** 💧💧💧

QUELQUES APPLICATIONS

Piqûres d'insectes - préventif	Diffusez un mélange de Citronnelle et Géranium
Piqûres d'insectes - soins	Appliquez quelques gouttes directement sur la peau, avec de l'HE de Lavande officinale
Rhumatismes, douleurs musculaires	En massage avec la Gaulthérie, le Lemon-grass et le Romarin sur HV de Macadamia

OBSERVATIONS

C'est une HE bon marché, courante et d'utilisation aisée. Sa composition est riche en composés divers.

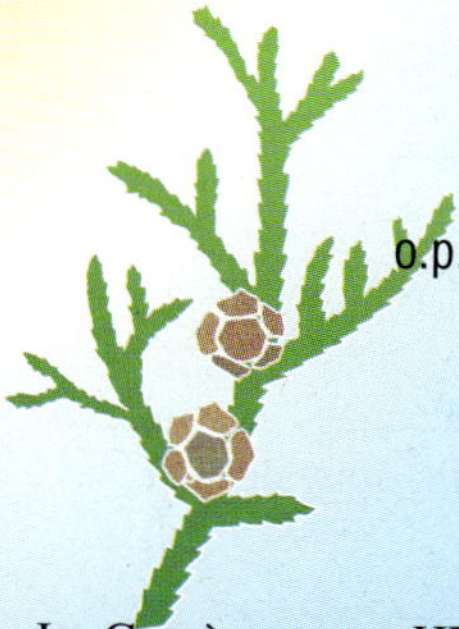

CYPRÈS

Cupressus sempervirens
o.p. rameaux, s.b. α-pinène, Δ3-carène, cédrol

Famille : Cupressacées
Origine : Bassin méditerranéen, culture.

CLÉS THÉRAPEUTIQUES

Le Cyprès est une HE très polyvalente, d'association facile.

- Décongestionnant veineux, vasoconstricteur et cicatrisant, notamment dans les cas de varices et d'hémorroïdes.
- Antitussif, mucolytique et antispasmodique (bronchite, trachéite).
- Neurotonique et rééquilibrant général, s'il y a fatigue nerveuse ou épuisement dû à une mauvaise alimentation.
- Rééquilibrant nerveux lors de la ménopause (pour un traitement de la ménopause, demandez conseil à votre médecin).

Voie orale : 💧💧💧 **Par la peau :** 💧 **Diffusion :** 💧

QUELQUES APPLICATIONS

Quinte de toux.................................1 gtte + 1 gtte de Citron (enfants) ou de Thym s.b. thymol (adultes) sur un comprimé neutre, selon besoin

Epuisement dû à une mauvaise alimentation ....1 gtte + 1 gtte de Menthe poivrée sur un comprimé neutre, 2-3x/jour

Varices ....1 gtte + 1 gtte de Romarin s.b. 1,8 cinéole sur un comprimé neutre, 3x/jour
Lotion en massage externe :
40 gttes + 40 gttes de Lavandin dans 30 ml d'HV de Macadamia

OBSERVATIONS

Il existe plusieurs espèces de Cyprès ; l'HE de *Cupressus arizonica* est très toxique. Le Cyprès toujours vert a une odeur puissante de résine, une saveur douce et légèrement astringente. L'arbre étant courant, il est facile de comparer l'odeur de l'HE avec celle de rameaux froissés pour évaluer la qualité. Attention aux falsifications avec l'HE de Térébenthine.

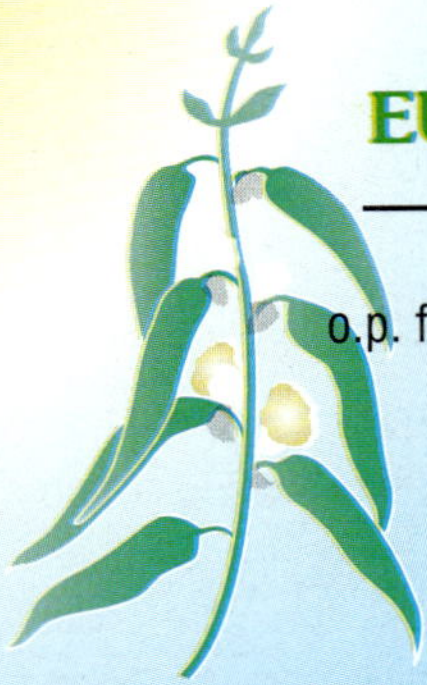

EUCALYPTUS GLOBULUS

Eucalyptus globulus
o.p. feuilles, s.b. 1,8-cinéole, pinocarvéol, globulol

Famille : Myrtacées
Origine : Provence, Espagne, Australie, Portugal, Amérique du Sud

CLÉS THÉRAPEUTIQUES

C'est une HE spécifique des voies respiratoires basses, c'est-à-dire de la sphère broncho-pulmonaire. Elle agit principalement comme expectorant, décongestionnant pulmonaire et mucolytique.

Voie orale : 💧 **Par la peau :** 💧💧💧 **Diffusion :** 💧 (à faible dose)

QUELQUES APPLICATIONS

Début de bronchite ou grippe (adultes) ......Frictionnez la poitrine et le dos avec 1/3 d'Eucalyptus globulus et 2/3 de Ravensare

Dans le cas d'infections bronchiques, un traitement par suppositoire doit être établi par le médecin.

OBSERVATIONS

Il existe plus de 600 espèces et variétés d'Eucalyptus. Beaucoup ne sont pas aromatiques, beaucoup n'ont pas encore été étudiées et très peu d'espèces aromatiques sont exploitées (moins de 15). Les plus recherchées par l'industrie pharmaceutique sont celles riches en eucalyptol (1,8 cinéole), comme l'*Eucalyptus globulus* que l'on reconnaît à son odeur puissante, qui peut devenir étouffante à trop forte dose. Ainsi, sur les 2- à 3000 tonnes d'*Eucalyptus globulus* produites annuellement, la majorité est rectifiée (redistillation de l'HE) afin de concentrer l'HE en eucalyptol. Les HE rectifiées ont perdu toute leur richesse olfactive et ne sentent plus que l'eucalyptol. Elles ne sont pas conseillées pour l'utilisation médicale car les composants actifs à l'état de trace ont disparu.

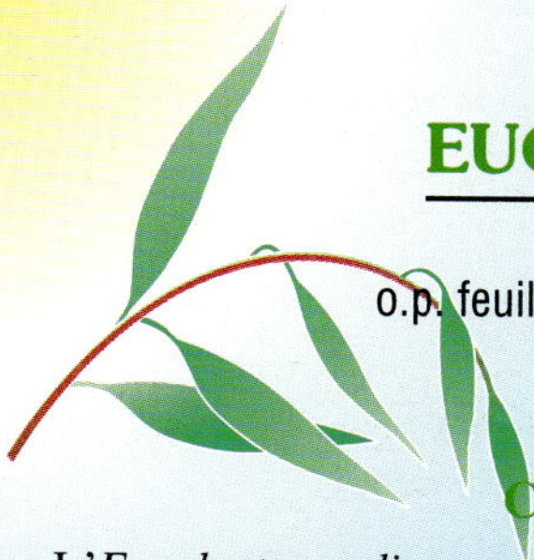

EUCALYPTUS RADIATA

Eucalyptus radiata
o.p. feuilles, s.b. 1,8-cinéole, α-terpinéol, citrals

Famille : Myrtacées
Origine : Australie

CLÉS THÉRAPEUTIQUES

L'*Eucalyptus radiata* est une HE spécifique des voies respiratoires hautes, c'est-à-dire de la sphère rhino-pharyngée. Elle agit principalement comme décongestionnant respiratoire, expectorant et léger anti-infectieux.

Voie orale : 💧 **Par la peau :** 💧💧💧 **Diffusion :** 💧💧💧

QUELQUES APPLICATIONS

Rhino-pharyngites .... Frictionnez la poitrine en mélange avec du Ravensare à parties égales (enfants).

Rhumes, sinusites .... Diffusez un mélange d'Eucalyptus radiata, Sapin de Sibérie ou Romarin s.b. 1,8 cinéole

OBSERVATIONS

C'est l'huile essentielle d'Eucalyptus la plus agréable à respirer : son odeur est fine et aérienne. *Eucalyptus globulus* et *Eucalyptus radiata* ne s'utilisent généralement pas par voie orale, contrairement à *Eucalyptus citriodora. Eucalyptus radiata* est souvent rectifiée.

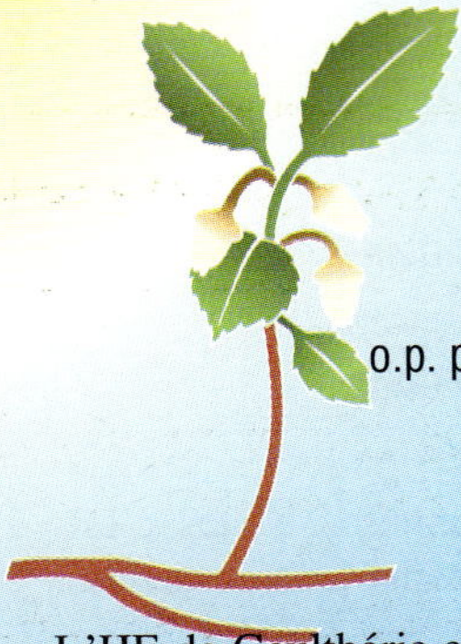

GAULTHÉRIE (WINTERGREEN)

Gaultheria procumbens
o.p. parties aériennes, s.b. salicylate de méthyle

Famille : Ericacées
Origine : Chine

CLÉS THÉRAPEUTIQUES

L'HE de Gaulthérie est essentiellement un remarquable anti-inflammatoire, très apprécié des sportifs aussi bien avant que pendant et après l'effort. Son odeur caractéristique de salicylate de méthyle évoque d'ailleurs immédiatement les lotions et baumes utilisés sur les lieux d'entraînement sportif.

Voie orale : ✗ **Par la peau :** 💧💧💧 **Diffusion :** ✗

QUELQUES APPLICATIONS

Tendinite,
douleurs rhumatismales..................Quelques gouttes sur les points douloureux avec de l'HV de Macadamia

OBSERVATIONS

Attention, cette HE est souvent reconstituée avec du salicylate de méthyle de synthèse. Son odeur est caractéristique.

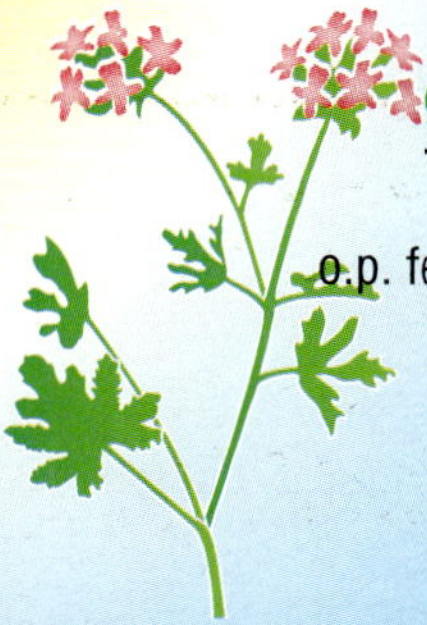

GÉRANIUM ODORANT

Pelargonium graveolens
o.p. feuilles, s.b. citronellol, formiate de citronellyle, géraniol, 6,9-guaiadiène

Famille : Géraniacées
Origine : Afrique du Nord, Egypte, Chine, La Réunion (Bourbon).

CLÉS THÉRAPEUTIQUES

L'HE est un bon tonique et régénérant cutané.
• Cicatrisant et astringent
• Anti-infectieux cutané.

Voie orale : 💧 **Par la peau :** 💧💧💧 **Diffusion :** 💧💧

QUELQUES APPLICATIONS

Peaux grasses, pores dilatés ....Lotion pour le visage : 20 gttes + 3 gttes de Ciste dans 30 ml d'HV de Macadamia
Huile tonique pour le corps ....5 ml dilués dans 100 ml d'HV d'Amande douce ou de Noisette

Vous pouvez réaliser un parfum d'ambiance pour diffusion, en association avec du Citron.

OBSERVATIONS

Cette HE qui contient plus de 200 composés aromatiques est très utilisée en parfumerie : son odeur suave et forte, d'une grande richesse olfactive, ainsi que ses propriétés au niveau cutané lui valent tout naturellement une place de choix dans nombre de crèmes et produits de beauté. Ses principaux constituants (citronnellol et géraniol) sont les mêmes que ceux de l'HE de Rose, dont elle n'a toutefois pas la finesse et la délicatesse exceptionnelles. Notez que l'odeur de l'HE de Géranium varie beaucoup selon l'origine, celles de Chine et de la Réunion étant les plus appréciées.

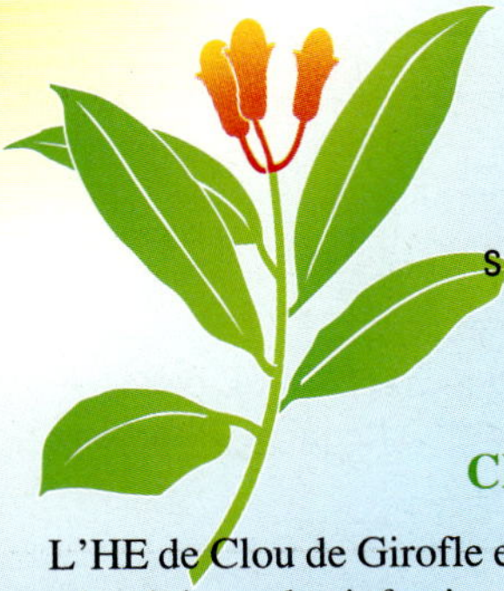

GIROFLE

Eugenia caryophyllata
o.p. boutons floraux (clous),
s.b. eugénol, acétate d'eugényle

Famille : Myrtacées
Origine : Madagascar, Indonésie

CLÉS THÉRAPEUTIQUES

L'HE de Clou de Girofle est un antalgique et un antiseptique, notamment pour les névralgies et les infections dentaires.
• Antiseptique intestinal.
• Dynamisant cérébral.

Voie orale : 💧💧💧 **Par la peau :** ☒ **Diffusion :** ☒

QUELQUES APPLICATIONS

Préparation à l'accouchement (3 semaines avant)	1 gtte + 1 gtte de Citron sur un comprimé neutre, 2x/jour la 1ère et la 2ème semaine, 3x/jour pendant la 3ème semaine
Epuisement nerveux	1 gtte + 1 gtte de Ravensare sur un comprimé neutre, 3x/jour
Maux de dents dus à un début d'infection	1 gtte + 1 gtte de Gaulthérie sur 1 coton à mettre contre la dent, ou appliquer avec le doigt autour de la dent. Consultez votre dentiste.

OBSERVATIONS

Le clou est le bouton floral séché ; les griffes sont l'ensemble des pédoncules et pédicelles floraux. L'HE a une odeur chaude et une saveur brûlante. Les HE de griffes et de feuilles de Giroflier (plus riches en eugénol) sont de moindre qualité, moins chères, et leur couleur plus prononcée si elles n'ont pas été rectifiées.

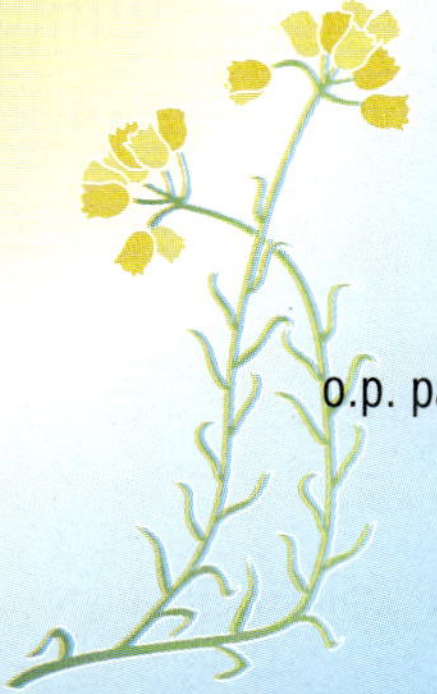

HÉLICHRYSE

(Immortelle)
Helichrysum angustifolium
o.p. parties aériennes fleuries, s.b. curcumène, diones

Famille : Astéracées
Origine : Bassin méditerranéen, Balkans.

CLÉS THÉRAPEUTIQUES

L'HE d'Hélichryse est surtout réputée comme anti-inflammatoire légèrement anticoagulante : elle est très intéressante en cas de couperose, varicosités, acné rosacée.

Voie orale : 💧💧💧 **Par la peau :** 💧💧💧 **Diffusion :** ✗

QUELQUES APPLICATIONS

Pieds et mains froids, varicosités	1 gtte + 1 gtte de Citron sur un comprimé neutre, 3x/jour 3 ml + 3 ml de Romarin s.b. 1,8 cinéole dans 100 ml d'HV de Macadamia, en massage
Contusions, hématomes, entorses	Appliquez immédiatement quelques gttes d'Hélichryse : elle vous épargnera les "bleus" et les enflures. Action remarquable.
Couperose	2 à 3 gttes dans votre pot de crème pour le visage.

OBSERVATIONS

Appelée aussi Immortelle des sables, cette plante fournit une HE de composition originale et d'odeur particulière, peu connue et aux propriétés spécifiques. Sa production est faible, mais elle est indispensable en aromathérapie. Il existe une autre spécificité biochimique d'Hélichryse originaire de Corse, de couleur jaune à vert pâle. Son activité thérapeutique est spécifique de la circulation artérielle et de la sphère cardiaque. Plus rare, elle est à réserver aux prescriptions médicales.

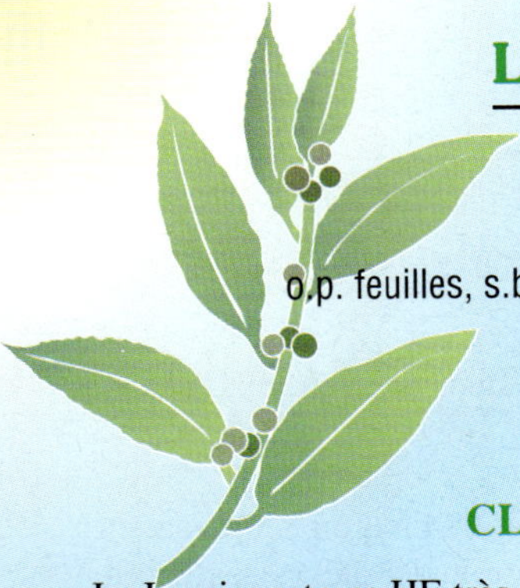

LAURIER NOBLE (D'APOLLON)

Laurus nobilis
o.p. feuilles, s.b. 1,8-cinéole, acétate d'α-terpinyle, linalol

Famille : Lauracées
Origine : Sud de la France, Maroc, Balkans, Portugal

CLÉS THÉRAPEUTIQUES

Le Laurier est une HE très polyvalente qui est efficace même à petite dose.

- Antispasmodique, expectorant.
- Neurotonique et stimulant cérébral qui convient aux timides ou à ceux qui ont le trac.
- Anti-infectieux cutané léger.
- Antiputride.

Voie orale : 💧💧💧 **Par la peau :** 💧💧 **Diffusion :** 💧

QUELQUES APPLICATIONS

Timidité, peur de parler en public, manque de confiance en soi, préparation aux examens .... 1 gtte + 1 gtte de Menthe poivrée sur un comprimé neutre

Acné purulente .... 1 gtte + 1 gtte de Lavande officinale à appliquer sur le bouton 3-4x/jour.

Toux récidivante (adultes) .... 1 gtte + 1 gtte de Myrte sur un comprimé neutre, 3-4x/jour.

OBSERVATIONS

Cet arbuste contient de l'essence dans toutes ses parties d'où son imputrescibilité. L'HE varie très peu selon le pays. Le rendement est faible.

☞ *Pour être sûr de la qualité, comparez l'odeur de l'HE à celle des feuilles sèches de Laurier froissées.*

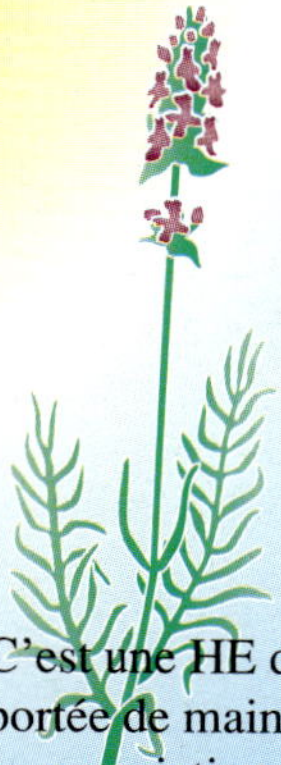

LAVANDE FINE

Lavandula officinalis (culture)
o.p. fleurs, s.b. acétate de linalyle, linalol, ocimènes

Famille : Lamiacées
Origine : Alpes de Haute-Provence

CLÉS THÉRAPEUTIQUES

C'est une HE de base, très polyvalente, dont il faudrait toujours avoir un flacon à portée de main. Essentiellement employée sur la peau, elle peut s'utiliser pure ou en association sur base d'huile végétale. Non toxique, elle est d'emploi aisé pour les jeunes enfants.

- Calmant, apaisant et sédatif.
- Anti-inflammatoire.
- Cicatrisant et régénérant cellulaire.

Voie orale : 💧 **Par la peau :** 💧💧💧 **Diffusion :** 💧💧

QUELQUES APPLICATIONS

Stress, troubles du sommeil de l'enfant, angoisse .... 1 ou 2 gttes pure ou mélangée à de l'HV d'Amande douce, en massage sur le plexus solaire et les poignets

Brûlures .... 40 gttes dans 100 ml d'HV de Macadamia

OBSERVATIONS

L'odeur familière, douce et fine, de la Lavande évoque aussitôt les paysages provençaux. On peut aussi distiller la Lavande sauvage (*Lavandula vera*), dont l'odeur est plus fine, mais le coût plus élevé. C'est une Lavande très rare qui se cueille entre 1.300 et 1.800 m. La Lavande est souvent falsifiée par du Lavandin français ou des Lavandes clonales françaises ou importées des pays de l'Est. Pour être sûr de l'origine, vous devez exiger une Lavande H.E.B.B.D.

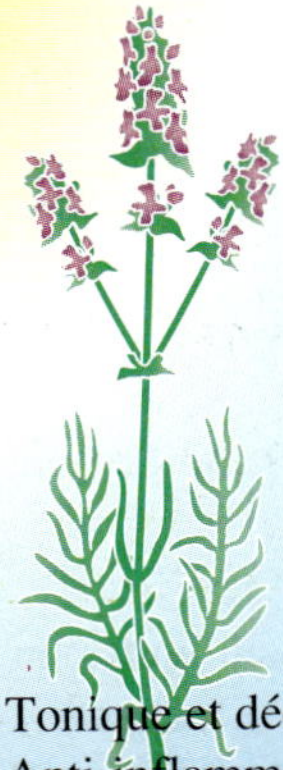

LAVANDIN ABRIAL

Lavandula hybrida clone abrialis
o.p. fleurs, s.b. linalol, acétate de linalyle, camphre

Famille : Lamiacées
Origine : Sud-est de la France (culture).

CLÉS THÉRAPEUTIQUES

- Tonique et décontractant musculaire.
- Anti-inflammatoire.
- Tonique circulatoire.
- Anti-infectieux cutané.
- Anti-mycosique et cicatrisant.

Voie orale : 💧 **Par la peau :** 💧💧💧 **Diffusion :** 💧

QUELQUES APPLICATIONS

Préparation sportive, crampes,
douleurs musculaires........................Quelques gttes en friction, en association avec Romarin s.b. 1,8 cinéole
Tonique circulatoire ....Voir Cyprès
Coupures, plaies...............................1 gtte + 1 gtte de Ciste en application locale

OBSERVATIONS

Il existe trois types de clones de Lavandin. Le plus cultivé est le clone *grosso*, aux qualités médiocres. Le clone *super* est celui dont la composition se rapproche le plus de la Lavande officinale.

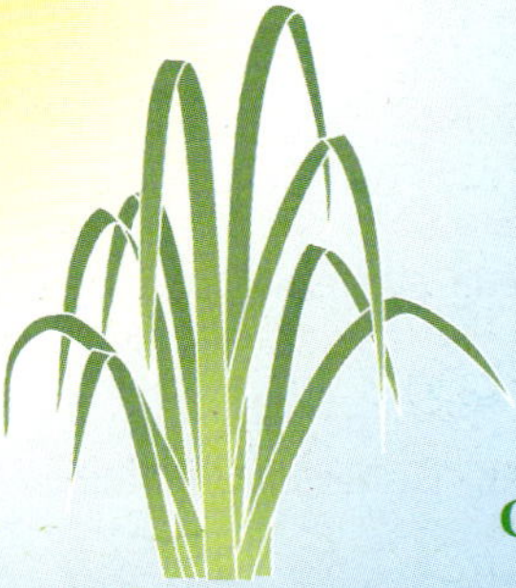

LEMON-GRASS

Cymbopogon citratus
o.p. herbe, s.b. géranial, néral

Famille : Poacées
Origine : Amérique du Sud

CLÉS THÉRAPEUTIQUES

L'HE de Lemon-grass est anti-inflammatoire. Elle est utilisée en massage pour les problèmes de cellulite.

Voie orale : 💧 **Par la peau :** 💧💧💧 **Diffusion :** 💧💧

QUELQUES APPLICATIONS

Cellulite..Lotion en massage local avec 5 ml de Romarin s.b. 1,8 cinéole + 5 ml de Lemon–grass dans 100 ml de Macadamia

OBSERVATIONS

Cette HE est également appelée Verveine des Indes. Elle est d'ailleurs souvent vendue pour de la Verveine odorante, alors que cette dernière HE est extrêmement rare, beaucoup plus fine… et très chère !
L'HE de Lemon-grass est douce sur la peau (sur base d'HV). Elle est excellente dans un complexe diffuseur pour apporter une odeur citronnée.

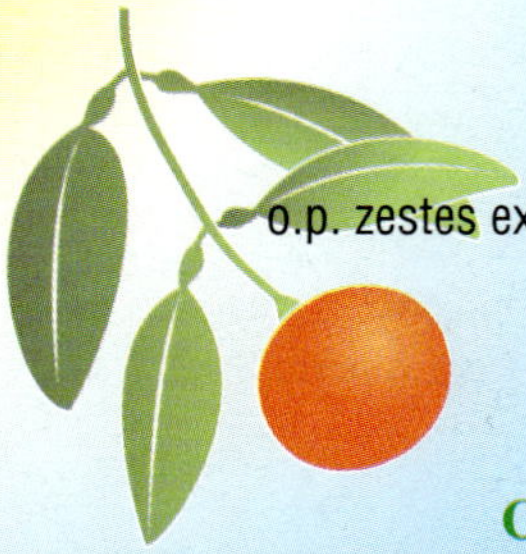

MANDARINE

Citrus reticulata
o.p. zestes expressés, s.b. limonène, γ-terpinène, sinensal

Famille : Rutacées
Origine : Sicile, Espagne, Amérique du Sud, Afrique du Sud, Italie

CLÉS THÉRAPEUTIQUES

L'essence de Mandarine au parfum doux et apaisant a principalement des propriétés calmantes.

Voie orale : 💧💧 **Par la peau :** 💧̸ **Diffusion :** 💧💧💧

QUELQUES APPLICATIONS

Enfants nerveux, agités,
présentant des troubles du sommeil .... 1 gtte + 1 gtte de Citron sur un comprimé neutre, 2 à 3x/jour

Elle est aussi excellente en diffusion atmosphérique : les enfants aiment beaucoup s'endormir avec cette odeur.
Le mieux est encore le bain à l'HE de Mandarine, mais attention : les HE ne sont pas hydrosolubles. Trouvez des laboratoires élaborant des bains avec des Huiles Essentielles H.E.B.B.D.

OBSERVATIONS

Il s'agit à nouveau d'une essence obtenue par expression. Il existe 3 types d'essence de Mandarine, selon la maturation des fruits et le type d'extraction : verte (nov.), jaune (déc.) et rouge (janv., Sicile). La plus douce est l'essence de Mandarine rouge.
Il y a aussi deux autres variétés de *Citrus reticulata* : la var. Tangerine, originaire d'Amérique principalement, à l'odeur plus légère, et la var. Clémentine, moins courante, originaire surtout d'Italie, de couleur orangée et à l'odeur caractéristique du zeste.

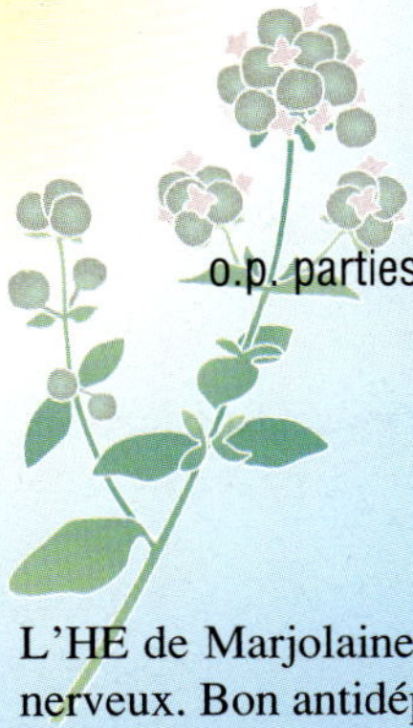

MARJOLAINE

Origanum majorana

o.p. parties aériennes fleuries, s.b. 4-terpinéol, cis-thuyan-4-ol

Famille : Lamiacées
Origine : France du Sud, Egypte, Espagne.

CLÉS THÉRAPEUTIQUES

L'HE de Marjolaine est un excellent neurotonique et un rééquilibrant général et nerveux. Bon antidépresseur.

- Stimulant gastrique et régulateur de l'appétit.
- Immunostimulant dans les infections ORL.

Voie orale : 💧💧💧 **Par la peau :** 💧💧 **Diffusion :** ✗

QUELQUES APPLICATIONS

Rhumes, sinusites (adultes)............1 gtte + 1 gtte de Ravensare sur un comprimé neutre, alternez avec 1 gtte de Romarin s.b. 1,8 cinéole + 1 gtte de Citron

Maux d'estomac..............................1 gtte + 1 gtte de Basilic sur un comprimé neutre, 3x/jour

OBSERVATIONS

Cette HE n'est pas excitante malgré ses alcools et ne doit pas être confondue avec l'Origan vulgaire ou l'*Origanum compactum*, HE très phénolées.

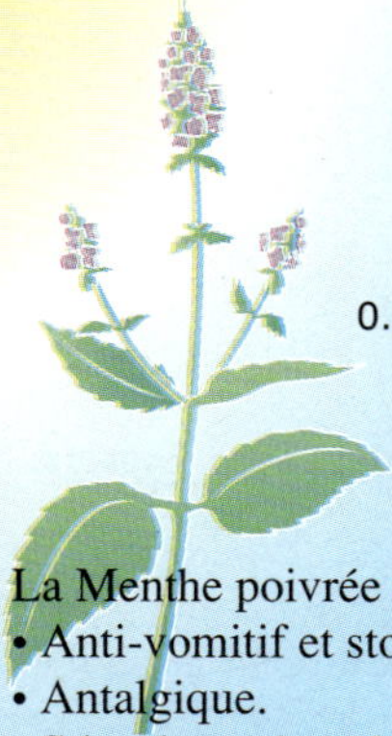

MENTHE POIVRÉE

Mentha piperita
o.p. parties aériennes, s.b. menthol, menthone

Famille : Lamiacées
Origine : Midi de la France, Russie, USA

CLÉS THÉRAPEUTIQUES

La Menthe poivrée a une HE très polyvalente :
- Anti-vomitif et stomachique (maux d'estomac).
- Antalgique.
- Stimulant général et neurotonique.
- Utile après un traitement aux antibiotiques.

Son efficacité est rapide : bien utilisée, elle apporte vite une sensation de soulagement et de bien-être.

Voie orale : 💧💧💧 **Par la peau :** 💧💧
Diffusion : 💧💧 (à faible dose ; agressif pour les yeux)

QUELQUES APPLICATIONS

Nausées avec spasmes ....1 gtte + 1 gtte de Citron sur un comprimé neutre
Epuisement nerveux..................1 gtte + 1 gtte de Ravensare sur un comprimé neutre
Traitement post-antibiotiques ...1 gtte + 1 gtte de Citron ou d'Aneth sur un comprimé neutre, 4x/jour.
Maux de tête ....1 gtte appliquée sur le front et les tempes (*voie cutanée*). Attention aux yeux !

C'est aussi un tonique en diffusion atmosphérique : 5% avec 95% de Citron.

Bonus confort : Imprégnez un mouchoir en papier de Menthe et mettez-le dans la ventilation de la voiture. Cela aide à rester éveillé sur les longs trajets.

OBSERVATIONS

C'est une Menthe hybride cultivée en Europe, Amérique du Nord et Russie. Son odeur est puissante, sa saveur piquante et très rafraîchissante. Il existe deux spécificités biochimiques ; celle contenant en majorité du menthol est la meilleure, l'autre contenant surtout de la menthone est à proscrire pour l'automédication. Cette Menthe est souvent falsifiée par *Mentha arvensis var. piperascens* produite en grosse quantité par la Chine et le Brésil pour l'extraction du menthol ; son odeur est beaucoup moins fine que *Mentha piperita* mais sa saveur aussi rafraîchissante. La Menthe poivrée est une HE pétillante qui peut rendre les individus un peu farceurs !

☞ ***Attention :*** *N'abusez pas de cette HE et n'en donnez pas aux enfants en bas âge (avant 5 ans). Il est recommandé de l'utiliser en association avec d'autres HE.*

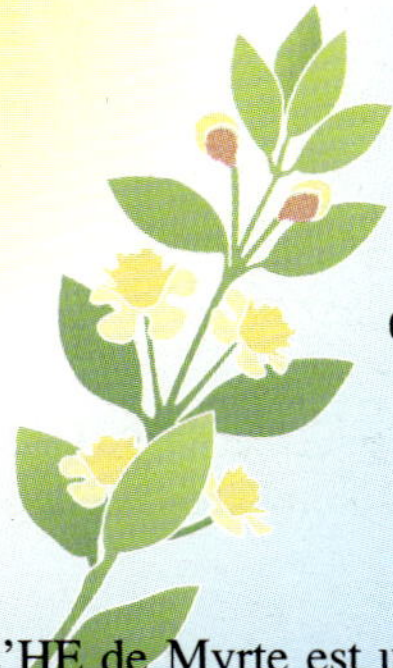

MYRTE

Myrtus communis
o.p. rameaux, s.b. α-pinène, 1,8-cinéole

Famille : Myrtacées
Origine : Corse, Tunisie

CLÉS THÉRAPEUTIQUES

L'HE de Myrte est un expectorant, antitussif et anticatarrhal qui agit en cas de bronchites chroniques, d'asthme et infections broncho-pulmonaires profondes et chroniques.

Voie orale : 💧💧 **Par la peau :** 💧💧💧 **Diffusion :** 💧💧

QUELQUES APPLICATIONS

Toux quinteuses, sèches,
bronchite..1 gtte + 1 gtte de Cyprès sur un comprimé neutre, à renouveler plusieurs fois si nécessaire

OBSERVATIONS

C'est une HE peu courante et non toxique. Elle peut même être appliquée pure sur la peau. Son odeur est fine et puissante. Les origines Tunisie et Corse ont la même spécificité biochimique alors que l'origine Maroc est différente (moins active sur les poumons).

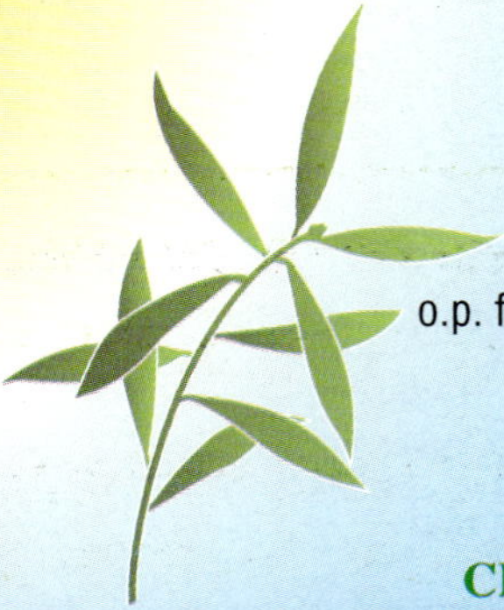

NIAOULI

Melaleuca quinquenervia
o.p. feuilles, s.b. 1,8-cinéole, viridiflorol

Famille : Myrtacées
Origine : Madagascar, Nouvelle-Calédonie

CLÉS THÉRAPEUTIQUES

L'HE de Niaouli est un très bon anti-infectieux, antibactérien et antiviral. C'est aussi un expectorant et un antispasmodique, utile lors de crises d'asthme.

Voie orale : 💧💧 **Par la peau :** 💧💧💧 **Diffusion :** ✗

QUELQUES APPLICATIONS

Grippe	Voir Ravensare
Herpès	Voir Ravensare
Otite	1-2 gttes + 1-2 gttes de Romarin s.b. 1,8 cinéole en friction autour de l'oreille
Asthme	Massage du haut du dos avec l'HE pure ou sur une base d'HV (car elle peut être irritante à haute dose) + massage du plexus solaire avec de la Lavande officinale

OBSERVATIONS

Il existe de nombreuses espèces de Melaleuca. Leur composition biochimique varie beaucoup selon l'espèce. La Melaleuca quinquenervia a deux spécificités différentes. Celle à viridiflorol est la plus utilisée et provient surtout de Madagascar ; son odeur particulière est due à la présence d'un composé soufré.

☞ ***Attention :*** *cette HE est très fréquemment reconstituée. Exigez toujours une Huile Essentielle H.E.B.B.D. pour être sûr d'avoir une HE de qualité.*

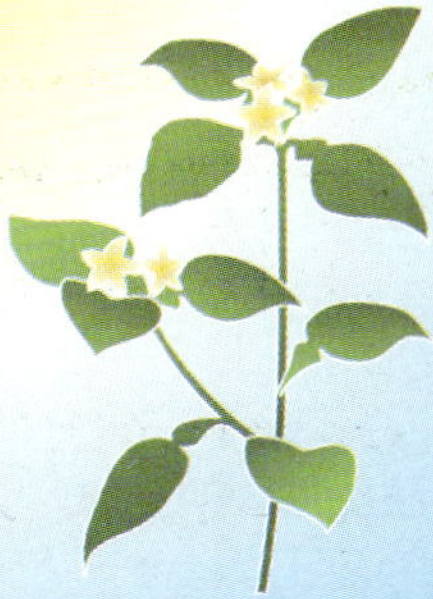

ORANGER FLEURS (NÉROLI)

Citrus aurantium var. amara
o.p. fleurs, s.b. linalol, nérolidol, farnésol

Famille : Rutacées
Origine : Espagne, Maroc, Tunisie

CLÉS THÉRAPEUTIQUES

C'est une huile essentielle rare et chère, avant tout recherchée et appréciée pour son inimitable parfum de fleurs d'oranger. Elle a une action profonde, tonique et anti-stress.

Voie orale : 💧 **Par la peau :** 💧💧💧 **Diffusion :** 💧💧

QUELQUES APPLICATIONS

Nervosité, stress .... 1 gtte + 1 gtte de Lavande officinale en massage du plexus solaire
Bien-être général .... 1 gtte sur les poignets et la nuque

OBSERVATIONS

Cette HE doit son nom commun à la Duchesse de Néroli qui s'en parfumait. Il est très difficile de trouver une huile essentielle de Néroli ayant une odeur délicate et caractéristique de la fleur car soit la qualité des fleurs est mauvaise, soit la plupart du temps la distillation est mal conduite. On en trouve cependant quelques lots de bonne qualité, provenant généralement d'Afrique du Nord.

☞ *Pour tester la qualité, mettez-en une goutte sur le dos de la main, étalez-la avec le doigt ; une fois qu'elle a bien pénétré, sentez-la : si la finesse de l'odeur persiste, votre Néroli est de bonne qualité.*

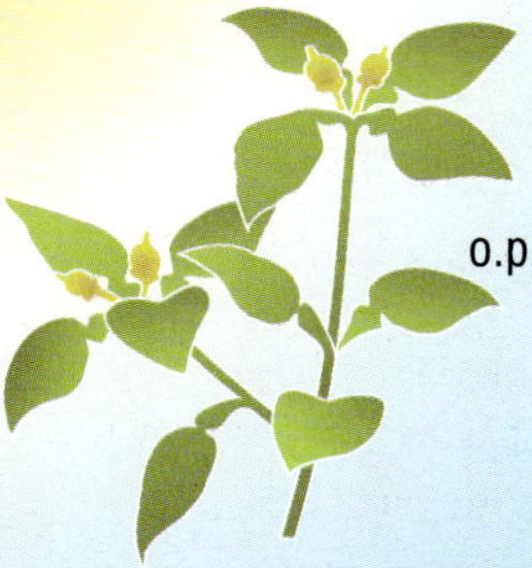

ORANGER AMER

(Petit Grain Bigaradier)
Citrus aurantium var. amara
o.p. feuilles, s.b. acétate de linalyle, linalol

Famille : Rutacées
Origine : Tunisie, Italie, Egypte, Paraguay.

CLÉS THÉRAPEUTIQUES

L'HE de l'Oranger amer est un calmant du système nerveux. C'est aussi un :
• Spasmolytique.
• Anti-infectieux léger.
• Régénérant cellulaire et cutané.
• Enfin elle améliore la circulation artérielle.

Voie orale : ◊◊◊ **Par la peau :** ◊◊◊ **Diffusion :** ◊

QUELQUES APPLICATIONS

Insomnie due aux angoisses de la solitude, fatigue nerveuse.........................1 gtte + 1 gtte de Basilic sur un comprimé neutre, le soir au coucher
Spasmes nerveux et respiratoires............Idem, selon besoins
Acné, furoncles, dartres ....1 gtte + 1 gtte de Géranium en application locale

OBSERVATIONS

Cette HE n'est pas excitante malgré ses alcools. La qualité typique et la plus courante est celle du Paraguay mais celle d'Italie est plus fine.

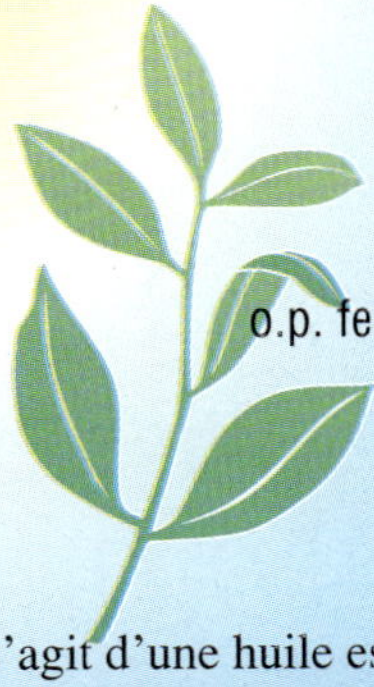

RAVINTSARA

Cinnamomum camphora
o.p. feuilles, s.b. 1,8-cinéole, sabinène, α-terpinéol

Famille : Lauracées
Origine : Madagascar

CLÉS THÉRAPEUTIQUES

Il s'agit d'une huile essentielle exceptionnelle aux propriétés très nombreuses.

- Anti-infectieux (infections ORL et broncho-pulmonaires).
- Antiviral.
- Neurotonique et stimulant, s'il y a fatigue physique ou nerveuse, ou contre l'angoisse de ceux qui n'ont plus le goût de vivre.
- Rééquilibrant nerveux.
- Décontractant musculaire et antalgique.

Voie orale : 💧💧 **Par la peau :** 💧💧💧 **Diffusion :** 💧💧

QUELQUES APPLICATIONS

Début de grippe	Friction des avant-bras, de la nuque et de la poitrine avec un mélange de Ravensare et Niaouli. Diffusion avec Eucalyptus radiata.
Bronchite, rhino-pharyngite	Friction de la poitrine et du dos avec un mélange de Ravensare et Eucalyptus globulus
Herpès	1 gtte + 1 gtte de Niaouli sur l'herpès (préventif et curatif)
Fatigue physique, épuisement	Friction de la nuque et de la colonne vertébrale avec quelques gttes.
Fatigue musculaire	Friction avec un mélange de Ravensare et Romarin s.b. 1,8 cinéole
Stress, insomnie	Masser les poignets, la colonne vertébrale et le plexus solaire avec un mélange de Ravensare et de Lavande officinale
Anti-dépressif	1 gtte + 1 gtte de Cannelle sur un comprimé neutre

OBSERVATIONS

C'est une HE aussi rare qu'intéressante et peu connue. *Ravensara* vient de *ravina* (feuille) et *tsara* (bonne). HE non toxique, elle est d'utilisation aisée et polyvalente.

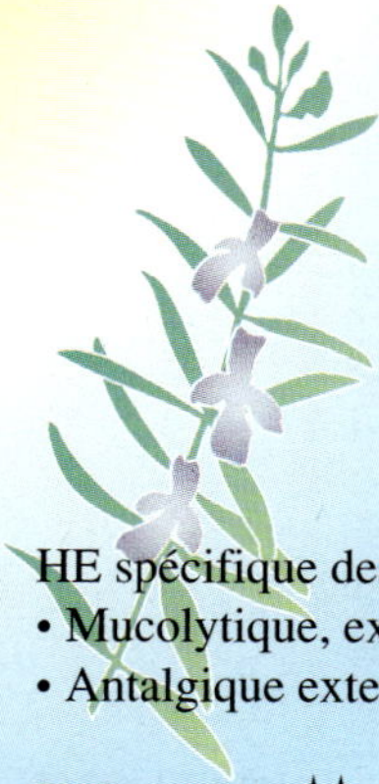

ROMARIN

Rosmarinus officinalis
o.p. rameaux, s.b. 1,8-cinéole

Famille : Lamiacées
Origine : Tunisie, Maroc

CLÉS THÉRAPEUTIQUES

HE spécifique des affections ORL et broncho-pulmonaires.

- Mucolytique, expectorant.
- Antalgique externe.
- Tonique circulatoire.
- Tonique musculaire.

Voie orale : 💧💧 **Par la peau :** 💧💧💧 **Diffusion :** 💧💧💧

QUELQUES APPLICATIONS

Bronchite, rhino-pharyngite des enfants	Friction de la poitrine et du dos avec de l'Eucalyptus radiata
Otites	1 à 2 gttes + 1 à 2 gttes de Niaouli en massage du contour de l'oreille
Rhinites, sinusites	Diffuser un mélange de Romarin s.b. 1,8 cinéole et d'Eucalyptus radiata
Douleurs dentaires des bébés	1 à 2 gttes en massage de la joue
Varices, varicosités	Voir Cyprès et Hélichryse

OBSERVATIONS

Selon l'origine du Romarin, la spécificité biochimique de l'huile essentielle varie. En Afrique du Nord, le 1,8 cinéole prédomine ; en France, le camphre est majoritaire et en Corse c'est l'acétate de bornyle et la verbénone. Les trois huiles essentielles existantes de Rosmarinus officinalis ont donc des propriétés différentes : celle de France est tonicardiaque mais hépatotoxique à cause de son taux de camphre ; par contre celle de Corse a une action sur la sphère hépatique. Ces huiles essentielles se différencient bien à l'odeur : le Romarin s.b. 1,8 cinéole a une odeur rafraîchissante et pétillante ; le Romarin s.b. acétate de bornyle, verbénone a une odeur puissante ; le Romarin s.b. camphre a une odeur camphrée marquée.

☞ ***Attention :*** *chaque HE de Romarin a des propriétés particulières. Il faut s'assurer de la spécificité biochimique avant toute utilisation. Exigez toujours une Huile Essentielle H.E.B.B.D..*

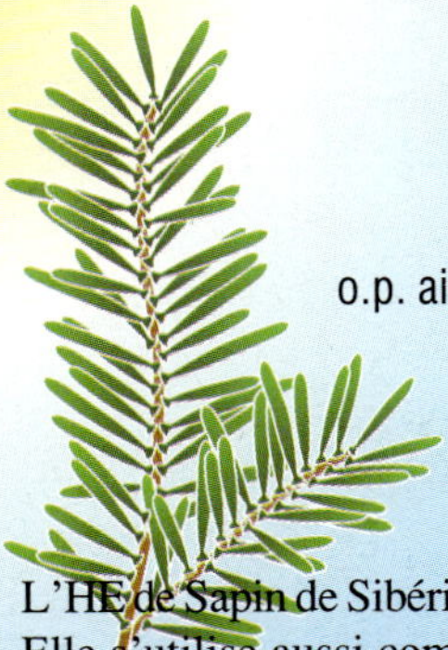

SAPIN DE SIBÉRIE

Abies sibirica
o.p. aiguilles, s.b. acétate de bornyle, camphène

Famille : Abiétacées
Origine : Pays de l'Est

CLÉS THÉRAPEUTIQUES

L'HE de Sapin de Sibérie est un décongestionnant respiratoire et un antispasmodique. Elle s'utilise aussi comme antiseptique et assainissant atmosphérique : idéal, par exemple, lors d'une épidémie de grippe.

Voie orale : 💧 **Par la peau :** 💧 **Diffusion :** 💧💧💧

QUELQUES APPLICATIONS

Prévention des épidémies hivernales ....En diffusion atmosphérique avec Eucalyptus radiata ou Citron.

OBSERVATIONS

Cet arbre est également appelé Pin de Sibérie, par vulgarisation du nom. Son HE a l'odeur typique des bonbons à base de sève de Pin. Son odeur est douce et balsamique.

☞ ***Attention :*** *riche en monoterpènes, elle peut être dermocaustique. Toujours la diluer avec d'autres HE sur base d'HV.*

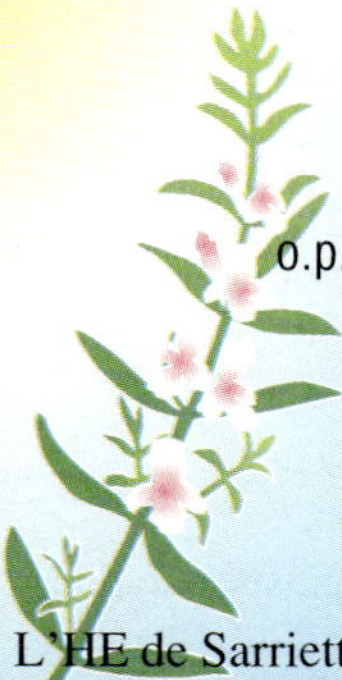

SARRIETTE VIVACE

Satureja montana
o.p. parties aériennes fleuries, s.b. carvacrol, bisabolène

Famille : Lamiacées
Origine : Provence, sauvage, jusqu'à 700 m.

CLÉS THÉRAPEUTIQUES

L'HE de Sarriette est un anti-infectieux puissant surtout spécifique des infections intestinales et génito-urinaires. Son action est très physique et puissante.
- Antifongique (mycoses intestinales).
- Antibactérien, antiviral.
- Anti-asthénique (fatigue liée à des infections à répétition).

Voie orale : 💧💧💧 **Par la peau :** ✗ **Diffusion :** ✗

QUELQUES APPLICATIONS

Infections aiguës, angines, infections
gastro-intestinales et génito-urinaires ....2 gttes + 1 gtte de Citron ou de Romarin s.b. 1,8 cinéole sur un comprimé neutre, 5x/jour
Pour les adultes seulement.

☞ *N'hésitez pas à consulter votre médecin aromathérapeute ou votre pharmacien.*

OBSERVATIONS

La Sarriette est une HE qui stimule et renforce l'immunité. Son action est moins violente qu'*Origanum vulgare* ou *compactum,* plus concentrés en phénols. C'est l'HE spécifique des infections aiguës. Son odeur est puissante et pénétrante, sa saveur piquante et brûlante.

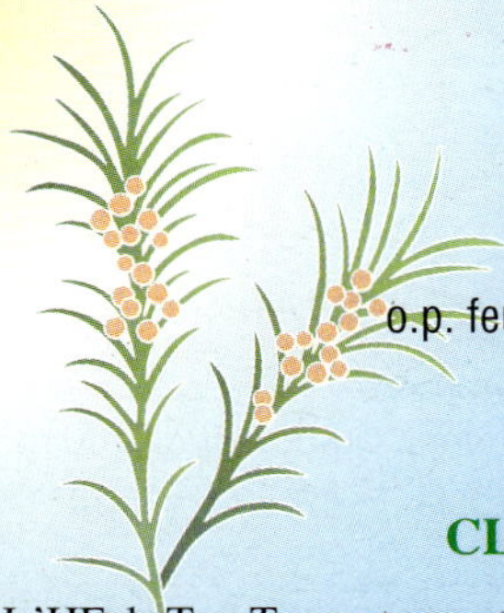

TEA-TREE

Melaleuca alternifolia
o.p. feuilles, s.b. 4-terpinéol, γ-terpinène

Famille : Myrtacées
Origine : Australie

CLÉS THÉRAPEUTIQUES

L'HE de Tea-Tree est un anti-infectieux polyvalent surtout utilisé dans les infections digestives et génitales. C'est un antibactérien à large spectre, un antiviral, antiparasitaire, antifongique et un antiseptique.

Voie orale : 💧💧 **Par la peau :** 💧💧💧 **Diffusion :** ✗

QUELQUES APPLICATIONS

Mycoses des voies digestives ..... 1 gtte + 1 gtte de Cannelle écorce sur un comprimé neutre, 4x/jour
Consultez votre médecin pour un traitement de terrain

Plaies .... 1 gtte + 1 gtte de Lavandin (voie cutanée)

OBSERVATIONS

Communément appelé *Arbre à thé*, cette plante était très utilisée par les Australiens comme antiseptique universel avant l'avènement des antibiotiques. Sa composition est différente du *Melaleuca quinquenervia*.

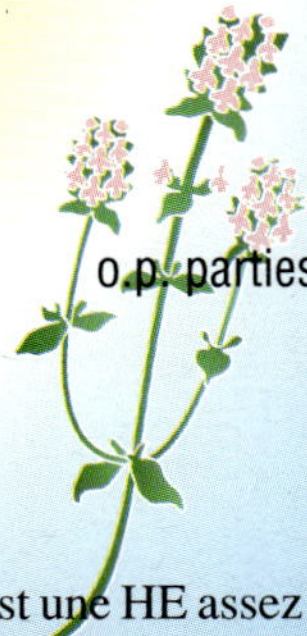

THYM À LINALOL

Thymus zygis

o.p. parties aériennes fleuries, s.b. linalol, 4-terpinéol, thuyan-4-ol

Famille : Lamiacées
Origine : Provence, au-dessus de 500 m.

CLÉS THÉRAPEUTIQUES

C'est une HE assez exceptionnelle, rare et précieuse, qui est plus facile à utiliser que la spécificité à thymol parce qu'elle n'est pas hépato-toxique ni dermocaustique.

- Anti-infectieux doux dans le cas d'infections broncho-pulmonaires (bronchites, rhino-pharyngites des enfants).
- Immunostimulant, pour les maladies infantiles à répétition.
- Antitussif.
- Fortifiant général.
- Neurotonique et stimulant psychique (fatigue cérébrale).

Voie orale : 💧💧💧 **Par la peau :** 💧💧 **Diffusion :** 💧

QUELQUES APPLICATIONS

Rhino-pharyngites des enfants	1 gtte + 1 gtte de Ravensare sur un comprimé neutre, 4-5x/jour
Toux des enfants	1 gtte + 1 gtte de Cyprès sur un comprimé neutre
Fatigue après infections	1 gtte + 1 gtte de Citron + 1 gtte d'Aneth sur un comprimé neutre, 3x/jour

OBSERVATIONS

On trouve cette spécificité de Thym sur les coteaux ensoleillés de Haute-Provence, de 500 à 1.200 m d'altitude. Il est de plus en plus cultivé. Son odeur est fine et douce, très différente de la spécificité à thymol, et sa saveur douce et amère.
Il existe également une spécificité de Thym à géraniol, peu répandu à l'état sauvage, encore plus doux et fleuri, et dont l'odeur délicate évoque celle de la Rose. Sa culture progresse.

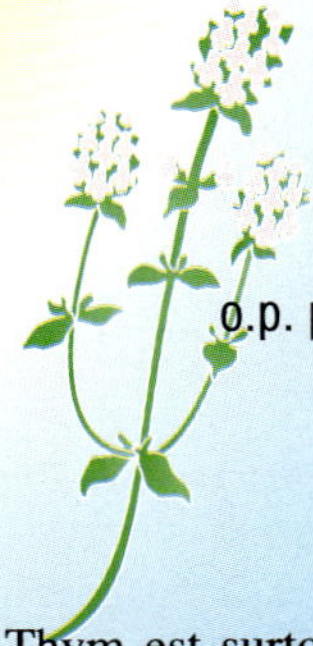

THYM À THYMOL

Thymus vulgaris
o.p. parties aériennes fleuries, s.b. thymol, p-cymène

Famille : Lamiacées
Origine : Provence

CLÉS THÉRAPEUTIQUES

Ce Thym est surtout un anti-infectieux puissant agissant dans les infections à répétition (p.ex. bronchites chroniques). C'est aussi un stimulant général pour les personnes fatiguées par des infections à répétition.

Voie orale : 💧💧💧 **Par la peau :** 💧 **Diffusion :** ✗

QUELQUES APPLICATIONS

Bronchites	1 gtte + 1 gtte de Cyprès sur un comprimé neutre, 4-5x/jour
Fatigue physique des personnes fragilisées par des infections	1 gtte + 1 gtte de Romarin s.b. 1,8 cinéole sur un comprimé neutre, 2-3x/jour Pour les adultes seulement.

☞ ***Attention :*** *cette HE étant hépato-toxique à haute dose, pensez à l'associer avec du Romarin s.b. 1,8 cinéole et ne prolongez pas trop le traitement.*

OBSERVATIONS

Il faut savoir que selon le biotope (altitude, exposition…) *Thymus vulgaris* élabore des essences d'odeur et de composition biochimique très différentes. Sentez plusieurs plantes dans un champ de Thym sauvage, et vous verrez l'extraordinaire variété olfactive de cette espèce. La spécificité à thymol est la plus connue et la plus commune. C'est un Thym de garrigue très ensoleillée, du bord de la mer jusqu'à 300 m d'altitude. C'est le plus cultivé. Son odeur est chaude et puissante, sa saveur piquante et brûlante. Il existe d'autres spécificités biochimiques moins connues.

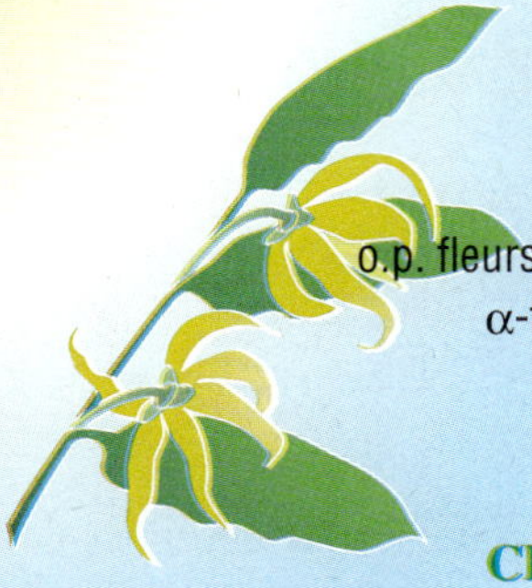

YLANG-YLANG

Cananga odorata
o.p. fleurs, s.b. germacrène D, β-caryophyllène,
α-farnésène, benzoate de benzyle

Famille : Anonacées
Origine : Comores, Madagascar

CLÉS THÉRAPEUTIQUES

L'HE d'Ylang-ylang, au parfum très chaud et fleuri, entre fréquemment dans la composition d'huiles de massage en raison de son action tonique et régénérante pour la peau du visage et du corps. On peut agréablement l'associer avec du Géranium sur une base d'huile végétale d'Amande douce et de Germe de Blé. On en trouve également dans la composition de bains aromatiques. C'est aussi un excellent tonique capillaire.

Voie orale : ✗ **Par la peau :** 💧💧💧 **Diffusion :** 💧

QUELQUES APPLICATIONS

Soin du corps ....10 à 20 gttes dans 100 ml d'huile végétale d'Amande douce

Chute de cheveux ....Friction du cuir chevelu avec 2 gttes + 2 gttes de Romarin s.b. 1,8 cinéole dans de l'HV de Noisette ou d'Amande, avec un peu d'HV de Germes de Blé.

OBSERVATIONS

Les meilleures récoltes de fleurs d'Ylang-ylang se font d'avril à juin au lever du jour, jusqu'à 10 h. Cette HE très prisée des parfumeurs est généralement proposée en quatre qualités (extra, I, II et III) représentant quatre fragmentations d'une distillation complète qui dure 18 h en moyenne. Pour l'usage thérapeutique la distillation complète est nécessaire, car sa composition biochimique est plus équilibrée. Son odeur est chaude et fleurie, sa saveur légèrement amère, et sa couleur jaune pâle. La qualité extra est la plus parfumée et la plus chère !

HUILES VÉGÉTALES VIERGES

• Origine, critères de qualité et propriétés

Les huiles végétales entrent dans la composition de bon nombre de préparations cosmétiques et thérapeutiques. Leur apport vitaminique (germe de blé), leur action anti-érythémateuse (amande, noisette), l'action de régénération cellulaire des huiles de bourrache et d'onagre, due à leur richesse en vitamines A, B et F et en divers oligo-éléments, font des huiles végétales des produits de tout premier ordre pour la santé et l'esthétique.

Elles peuvent être utilisées à l'état pur, en association ou, le plus souvent, en synergie avec des complexes d'huiles essentielles. Chaque huile végétale a sa spécificité propre et correspond à tel ou tel type de traitement.

Les huiles végétales doivent être extraites de façon naturelle par première pression à froid et ne subir ni traitement, ni raffinage.

La qualité de la matière première que sont les graines oléagineuses doit être excellente : les huiles extraites de graines altérées ont déjà été en partie acidifiées et oxydées au sein même des graines ; elles doivent alors être rectifiées pour se conserver.

AMANDE DOUCE

Prunus amygdalus

• Botanique et origine : Prunus amygdalus var. dulcis est un arbre cultivé dans le Sud de l'Europe (Provence, Espagne).

L'huile est contenue dans les graines appelées Amandes douces (45 % de leur poids).

• Caractéristiques : sa couleur est jaune, sa viscosité moyenne, son odeur et son goût faibles.

• Propriétés : l'huile d'Amande douce a des vertus calmantes ; elle est très douce et onctueuse.

• Observations : il est difficile aujourd'hui de trouver de la véritable huile d'Amande douce, non adultérée avec du tournesol, de la noisette ou d'autres huiles plus courantes. Exigez des garanties de votre fournisseur.

• Applications : on peut l'appliquer pure sur la peau ou la combiner avec des HE agissant comme antispasmodiques et relaxants.

Pour les "croûtes de lait" du cuir chevelu des nourrissons, quelques gouttes en friction douce plusieurs fois de suite.

Lotion pour massage relaxant : 40 gttes de Lavande officinale + 40 gttes de Géranium (ou 20 gttes d'Ylang-ylang + 20 gttes de Géranium), dans 30 ml d'HV d'Amande douce.

BOURRACHE

Borago officinalis

• **Botanique et origine :** la Bourrache est une plante de la famille des Boraginacées, originaire de Syrie. Au moyen-âge, elle était utilisée principalement à titre de médication pour assurer "une bonne qualité au sang". Ensuite à la Renaissance certains thérapeutes la recommandaient pour "soigner les états dépressifs et soutenir le coeur". Plus récemment plusieurs auteurs ont relevé son intérêt en raison de sa teneur élevée en un acide gras insaturé très rare, l'acide γ-linolénique. L'huile de Bourrache provient exclusivement des graines mûres de la plante.
• **Caractéristiques :** sa couleur est jaune d'or, son odeur et son goût agréables.
• **Propriétés :** elle est surtout utilisée pour régénérer la peau dans les soins esthétiques. Il est conseillé de ne pas l'utiliser pure, mais de la mélanger à 5-10% dans de l'HV de Macadamia ou d'Amande douce.
• **Observations :** c'est une HV fragile, sensible à l'oxygène, la chaleur et la lumière. Il faut donc bien la conserver pour garder intactes toutes ses propriétés.
• **Applications :** pour les peaux ridées et manquant de souplesse, appliquez quelques gouttes sur le visage, matin et soir. De par sa richesse en acides gras polyinsaturés (acide γ-linolénique), il est conseillé de prendre 1/2 cuillère à café de cette HV, à alterner avec l'Onagre, comme revitalisant général.

GERMES DE BLE

Triticum "vulgare"

• **Botanique et origine :** le blé appartient à la famille des Poacées et est cultivé partout dans le monde. L'huile provient de la première pression à froid des germes de grains de blé qui sont séparés des grains. Elle est extraite de deux façons :
- par macération dans une autre huile végétale puis par première pression à froid, on obtient un extrait lipidique de germes de blé contenant à peu près 20% d'HV de germes de blé ;
- par première pression à 30-40°C (pour éviter l'altération des acides gras et des vitamines) suivie d'un processus spécial afin de stabiliser l'huile extraite qui n'est pas raffinée. 18 tonnes de blé donnent 36 kg de germes qui par cette méthode conduisent à 1 kg d'huile végétale. Elle contient tous les constituants lipophiles des germes de blé : c'est la véritable HV de germes de blé.

Elle est peu courante et peu de sociétés sont équipées pour produire cette huile. La plupart des huiles de germes de blé sont raffinées ou coupées avec d'autres huiles végétales.
• **Caractéristiques :** couleur jaune orangé, odeur agréable et goût excellent.
• **Propriétés :** de par sa richesse en acides gras et en vitamine E, il est conseillé de prendre 1 cuillère à café de cette HV chaque jour pendant un mois 2 à 3 fois par an. Elle est excellente pour la peau associée à l'HV d'Amande douce, pour les peaux sèches et dévitalisées, ainsi que dans les cas d'eczémas secs et de gerçures.

MACADAMIA

Macadamia integrifolia

• **Botanique et origine :** le Macadamia integrifolia est un arbre de la famille des Protéacées dont le berceau est la Nouvelle-Galles du Sud en Australie. L'extraction se fait à partir des pignons entiers fraîchement décortiqués.
• **Caractéristiques :** sa couleur est jaune clair, très fluide, son odeur et son goût rappellent la noisette.
• **Propriétés :** encore peu connue, cette huile végétale a une excellente diffusion dans la peau et ne laisse aucune sensation de gras. Son étonnante fluidité lui confère un pouvoir de pénétration exceptionnel : la peau ne reste pas grasse après son application et s'en trouve immédiatement assouplie.
• **Observations :** C'est l'une des HV les mieux adaptées pour les massages.
• **Applications :** C'est une huile majeure du soin esthétique, qui possède certaines vertus régulatrices des systèmes lymphatique et circulatoire. Elle peut être associée avec de l'huile de Noisette ou d'Amande douce.

NOISETTE

Corylus avellana

• **Botanique et origine :** c'est l'huile des graines de "Corylus avellana L". Cet arbuste est répandu dans une grande partie de l'Europe mais c'est dans certaines régions du bassin méditerranéen qu'il fait l'objet de cultures. Les Noisettes doivent être de la "dernière récolte" (il n'y a qu'une récolte par an) et sont sélectionnées selon des critères rigoureux.
• **Caractéristiques :** l'huile est jaune ambré, de viscosité moyenne ; son odeur de noisette et son goût sont exceptionnellement agréables.
• **Propriétés :** cette huile est beaucoup plus fluide que celle d'Amande douce. Elle pénètre parfaitement, ne laisse pas de sensation de gras sur la peau et permet des massages très agréables. Elle agit comme tonique. Généralement appréciée de tous, elle est parfaite pour les massages musculaires, alliant la souplesse à une pénétration aisée. C'est l'huile végétale la plus utilisée, en raison de sa grande polyvalence et tout comme l'huile d'Amande douce elle convient parfaitement pour les affections cutanées.
• **Observations :** sa composition est assez proche de celle d'Amande douce.
• **Applications :** on peut l'utiliser pour les érythèmes fessiers des enfants ou pour les eczémas secs, à raison de quelques gouttes en application. C'est une excellente base pour les lotions corporelles et toniques musculaires.

ONAGRE

Œnothera biennis

• **Botanique et origine :** l'Onagre appartient au sous-genre Oenothera, famille des Onagracées dont le berceau est l'Amérique du Nord. L'huile d'Onagre provient uniquement des graines de la plante. Attention à la qualité, car leur faible teneur en huile inciterait à faire appel à l'extraction par solvants volatils, suivie d'un raffinage poussé, ce qui dénature totalement le produit.
• **Caractéristiques :** l'huile est jaune clair, son odeur et son goût agréables.
• **Propriétés :** Comme celle de Bourrache, l'huile végétale d'Onagre est réputée pour sa teneur en acide γ-linolénique (très rare dans le règne végétal), élément indispensable à notre organisme. L'application de cette huile permet de rétablir l'équilibre de la peau et de la régénérer. Elle est donc utilisée comme antiride. Comme l'HV de Bourrache, il est recommandé de la diluer à 5-10% dans de l'HV de Macadamia ou d'Amande douce.
• **Observations :** c'est une HV fragile, sensible à l'oxygène, la chaleur et la lumière. Il faut donc bien la conserver pour garder intactes toutes ses propriétés.
• **Applications :** pour lutter contre les rides, 1 à 2 gouttes en application à alterner avec la Bourrache. En interne, c'est aussi un revitalisant général, à raison de 1/2 cuillère à café, en alternance avec la Bourrache.

ROSE MUSQUÉE

Rosa rubiginosa

• **Botanique et origine :** La Rose musquée (ou muscat) est une espèce d'églantier (rosier sauvage) originaire d'Asie et introduit au Chili. L'huile de Rose musquée provient de l'expression, sans utilisation de solvant, des graines mûres du fruit ou cynorrhodon. Attention, il existe également la qualité extraite par solvant puis raffinage qui est de moindre qualité.
• **Caractéristiques :** l'huile a une belle couleur orangée et son odeur est faible, neutre.
• **Propriétés :** Comme celle de Bourrache et d'Onagre, cette huile est riche en acides gras polyinsaturés, la plus riche en acide γ-linolénique (27%). Du fait de sa composition, cette huile possède des propriétés très intéressantes en tant que régénérant cellulaire cutané . Il est recommandé de l'associer (5 à 10%) à d'autres HV : Macadamia et Amande douce.
• **Observations :** c'est une huile fragile, sensible à l'oxygène, la chaleur et la lumière. Il convient de bien fermer le flacon et de le garder dans un endroit à l'abri de la lumière et de la chaleur.
• **Applications :** Elle s'utilise en application locale, 1 à 2 gouttes, en cas d'ulcères, cicatrices, plaies, chéloïdes, acné, brûlures et autres affections cutanées de type lésion. En interne, pour l'apport d'acide γ-linolénique, indispensable à l'organisme, prendre 1/2 cuillère à café par jour.

EXTRAIT LIPIDIQUE (huile rouge) DE MILLEPERTUIS

Hypericum perforatum

• **Botanique et origine :** Le Millepertuis est une plante de la St Jean aux fleurs jaunes dont les feuilles sont parsemées de petites glandes translucides visibles à l'œil nu. De répartition ubiquitaire en France, son intérêt provient de ses fleurs qui contiennent deux pigments : un rouge et un jaune, tous les deux liposolubles, que l'on peut extraire par macération au soleil dans une ou plusieurs huiles végétales. L'HV Macadamia est la mieux adaptée car stable à la température solaire de macération. L'utilisation de l'huile d'olive n'est pas justifiée car elle est d'odeur trop marquée, trop grasse au toucher et moins stable que l'HV Macadamia (odeur fine et toucher moins gras).
• **Caractéristiques :** l'huile (en fait il s'agit d'un extrait lipidique) est rouge orangée plus ou moins marqué selon les années, son odeur agréable.
• **Propriétés :** L'intérêt de cet extrait lipidique est qu'il possède des propriétés anti-inflammatoires utilisées depuis très longtemps avec succès; il est reconnu comme étant actif pour calmer et réduire les conséquences des brûlures.
• **Observations :** L'action de cet extrait lipidique est curative. Elle n'est pas préventive. Il convient de ne pas le mettre sur la peau avant une exposition au soleil, il y a risque de brûlures. Il ne protège pas du soleil mais en soigne les méfaits sur la peau.
• **Applications :** Plusieurs gouttes, selon l'étendue de la brûlure, sur les bords ou sur une gaze en contact avec la brûlure.

HYDROLATS AROMATIQUES

Les hydrolats sont issus de la distillation à la vapeur d'eau des plantes aromatiques dont est extraite l'huile essentielle. Selon les cas ils s'utilisent par voie orale ou en application sur la peau. Beaucoup moins concentrés en composés aromatiques que les HE, leur utilisation est aisée et intéressante.

CAMOMILLE ROMAINE (ou NOBLE)

Chamaemelum nobile o.p. capitules

• **Famille :** Astéracées • **Origine :** France • **Propriétés :** L'HA de Camomille est un excellent anti-inflammatoire et anti-allergique cutané. Il est utilisé en compresses pour toutes les fatigues oculaires ainsi que pour les inflammations dues à des conjonctivites (répéter plusieurs fois par jour si nécessaire). Il s'utilise également en esthétique pour les soins du visage des peaux fragiles à tendance allergique.

NÉROLI

Citrus aurantium var. amara o.p. fleurs

• **Famille :** Rutacées • **Origine :** Espagne, Maroc, Tunisie • **Propriétés :** l'hydrolat de Néroli est très aromatique. Il tonifie la peau et convient particulièrement aux personnes nerveuses, stressées, aux traits tirés. Utilisez-le en pulvérisation sur le visage. Son action convient aux peaux grasses.

ROSE

Rosa damascena o.p. fleurs

• **Famille :** Rosacées • **Origine :** Turquie • **Propriétés :** l'hydrolat de Rose de Damas est très parfumé lorsqu'il n'a pas été extrait par des solvants. Il est beaucoup plus parfumé que celui produit en France à partir des roses de mai. C'est un excellent tonique, apaisant et régénérant cutané. Il est conseillé en pulvérisation sur le visage. Son action convient aux peaux sèches.

INDEX PAR AFFECTIONS

TABLE DES MATIERES

HUILES ESSENTIELLES

HUILES VÉGÉTALES

EXTRAIT LIPIDIQUE

HYDROLATS AROMATIQUES

— Adresses utiles —

CENTRES ANTI-POISONS :

Belgique	**Bruxelles :** urgences 02/345 45 45 - réception : 02/345 94 74
Canada	**Québec :** urgences 418/656-8090
France	**Paris :** 01 40 05 48 48 - **Lyon :** 04 72 11 69 11 **Marseille :** 04 91 75 25 25
Israël	**Haifa :** 04 852 92 05
Japon	**Tsukuba :** 0990-52-9899 - **Osaka :** 0990-50-2499
Suisse	**Zurich :** 01/251 51 51
USA	**New Jersey :** (800) 764 7661

Editions MDB, 34300 Cap d'Agde

Imprimé en europe